An Anthropological
Approach to
the Stressspectrum
Mental Health under Stress
Written by
Hirasawa Shin-ichi

ストレスの人間学

メンタルヘルスとストレス

平澤伸一

哲学堂出版

はじめに

「メンタルヘルス」に関心が集まっています。メンタル面で不調に困ったときに相談する医療機関も増えています。最近では、そのような診療科はメンタルクリニック、こころの医療科、心療内科、あるいは心療クリニックなどいろいろな名称をかかげるようになりました。標榜される名前が変わってきたことに理由がないわけではありません。

これまでの「精神科」の窓口では対応しきれない種類と規模で、メンタルヘルス不調が訴えられるようになってきたからです。そのような「時代のニーズ」にこたえようとして、医療者の側が少しでもぴったりした科名を求めた結果だと思います。社会に生き仕事をするということは、それぞれの社会的役割や課題を引きうけることにほかなりません。しかしそういう役割や課題と密接に関係してメンタル不調におちいる人々が増加しているのが現代なのです。

自分たちの時代を「ストレス社会」と呼んでいる現代ですが、いったいストレスによってわが身にどんなことが起こるのかということについて、十分な知識が広まっているようには思えません。

この本では、ストレス障害（ストレス状態）の多種多様な現われ方を整理して紹介しながら、ストレス問題を追究していくと「疲労」と「孤立」の問題にいたることを、したがってストレス対策は「疲労解消」と「支援」にあることを示したいと思っています。しかし「疲労」といっても一日二日ゆっくり過ごし十分眠れば回復するというような生理的疲労の範囲を越えたものです。生理的にも、心理的にも、自分一人の力では対処できなくなったさまざまな状態が生じています。わたしたちが直面しているのは、「疲労を回復させる」機能を失った社会とそこに生活する人々に蓄積するストレス問題です。ストレス社会とはそのような意味だと思います。

ここでは、その中でいかにしてストレス対策に強くなれるかを臨床心理学、臨床精神医学の立場で考えてみたいと思います。

ふり返ると早くも1881年にアメリカの神経科医師ビアードは「神経衰弱」という診断名を提案していたのです。彼はこんなことを書いています（G・グリーンバーグ

▶**ストレス社会**

現代社会はストレス社会だといわれます。2008年の内閣府調査では国民のほぼ60%が日ごろストレスを感じているといいます。20代から50代にかぎると65%前後になります。15歳でも50%以上がストレスを感じていると答え、また約30%が「孤独」感を訴えています。ヨーロッパ諸国の6%前後に比べはるかに高い数字になっています。その後、状況改善の兆しは見えていません。

このように過半数の人々がストレスと孤独に悩んでいると答える社会は「ストレス社会」と呼ばれても仕方ないでしょう。

の著書から若干変更して引用します)。当時、ストレスという言葉はまだありませんでした。しかし現代問題になっている社会的特徴が、女性の進出も含めてすでにほとんどそのまま指摘されています。これが書かれたのは19世紀後半のことであることをもう一度念を押しておきます。

問題の原因は現代文明の要求に神経系が追いつけないことにある。……蒸気の動力、定期刊行物、電信、科学、そして女性の精神活動……、これら五つの要素とともに文明が国に侵入してくると、神経過敏症と神経病も必ずもたらされる。……トマス・エディソンのさまざまな実験、発明、発見がたえずアメリカ人に神経の力を強要し、それを疲弊させ、膨大な資本と何千もの資本家を不安定で困難な状態に置いている。……めまぐるしい革新と産業が旋風を起こし、アメリカ人を翻弄していた。

(『「うつ」がこの世にある理由』93ページ)

しかしグリーンバーグによれば、このように書いているビアードは、現代的なものを否定するつもりで警鐘を打ち鳴らしたのではなかったのです。彼がまとめた神経衰弱症状の一覧表は、進歩に付随する勲章のようなものとされていました。社会と道徳の崩壊を予言したのではなく、その疲弊を予言したのであり、疲弊なら、医師の助けを借りて治療可能であると啓蒙したのでした。当時、神経衰弱は衰退の印ではなく、選ばれたもの――「頭脳労働者」の証しでした。つまり新しい世界に対処する資格をもつことのひき換えが、時代の困難さに対する過敏性（神経衰弱）であったというわけです。

さてそれから150年が過ぎようとしています。いまならビアードとてその楽観を撤回するのではないかと思います。われわれの現代はストレス障害をどのように受け止め、解釈し、克服しようとしているのでしょうか。

目次

ストレスの人間学

——メンタルヘルスとストレス——

I

ストレスとメンタルヘルス

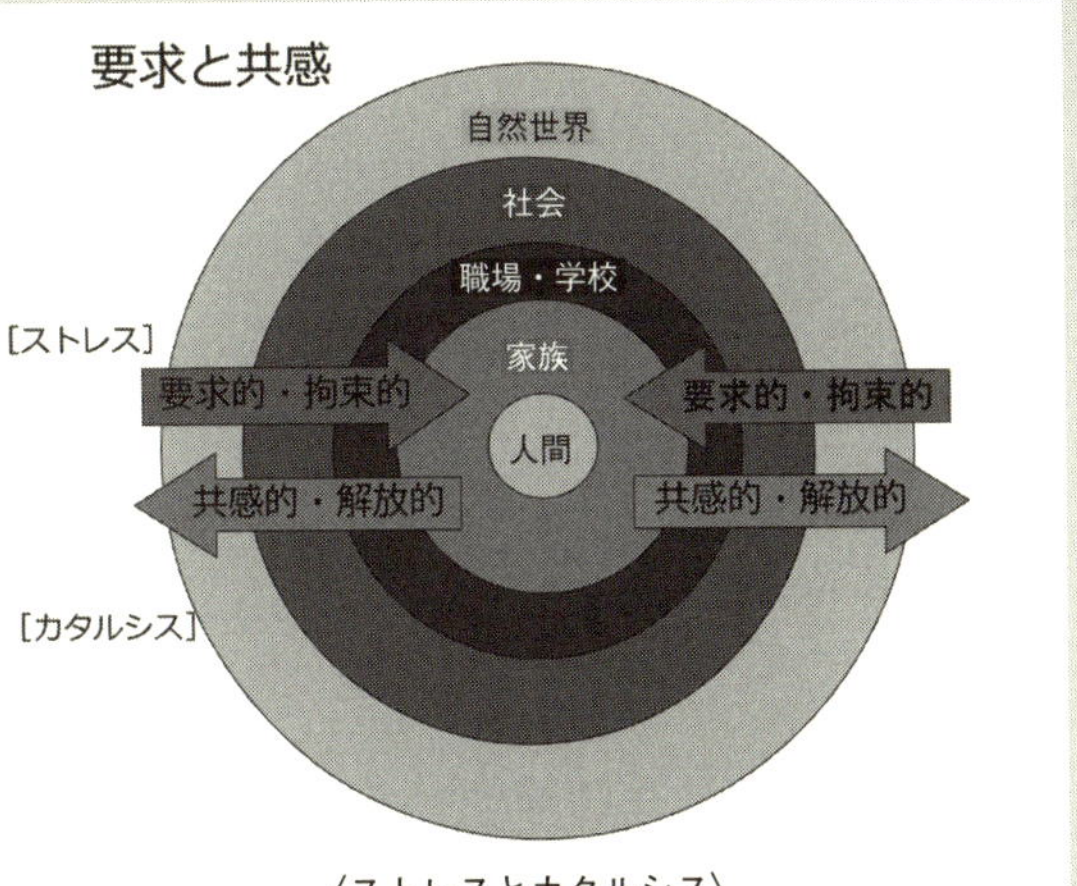

〈ストレスとカタルシス〉

第一章　ストレス状態はこう進む　Stress Spectrum

　ストレスについてよく知られているモデルを最初に示しましょう。ゴムボールの中に自分がいると想像してみてください。外からそのゴムボールを押しつぶそうとする力がかかります。中にいるみなさんはつぶされまいと外圧を押し返そうとしています。そのため手にも足にも緊張がみなぎってくることでしょう。しかし押しつぶそうとする外の力がいつまでも止まないと、張りつめた手足の緊張は疲労のためにしだいにしびれ、痛みだし、ついには力が入らなくなってしまいます。このような過程をストレス過程、その状態をストレス状態、外から加わる圧力をストレッサーと呼んでいます。これがもっとも単純な「ストレス」のモデルです。

　もう少し別の角度から考えてみましょう。外圧が徐々に強まっても対抗するみなさんの腕力や脚力に十分な余力があり、何度か抵抗をくり返しているうちに外圧が去ってゆくというようなゲームをしているとします。外圧を何回撃退できたかという達成

▶ストレス関連の精神障害

WHOの診断基準ICD-10ではストレス関連障害は「重度ストレス反応および適応障害」にまとめられ、次の3主要型に分類されています。

急性ストレス反応　これは強い身体的精神的ストレスに反応して、数時間か数日以内でおさまる著しく重篤な一過性の障害。

外傷後ストレス障害（PTSD）　これは心的外傷（トラウマ）となる破局的なストレス性の出来事や状況から半年以内に起こり、トラウマ的特徴をもったストレス反応。トラウマ的特徴とは出来事の回想や夢や白日夢が反復、そのフラッシュバック、誘発的刺激の回避などです。

適応障害　これはストレス性の出来事、状況、生活上の危機があり、それに順応する過程で1カ月以内に不安抑うつなどが起こり半年以上は持続しない範囲で診断します。中にはさらに遷延する場合があり、それは遷延性抑うつ反応とされるべきです。また、破局的ストレス体験後に持続的パーソナリティ変化がもたらされることもあります。

以上は参考に紹介したもので、本書では「ストレス」の語をもっと日常的なゆるい意味で用いています。

感がこのゲームの報酬です。またつぎつぎに力を変えタイミングを変えて襲ってくる外圧に対して、すばやく対抗して撃退することができているかぎりゲームを楽しむことができます。

少し乱暴ですが日々の生活がこのようなゲームであると仮定してみます。ゲームを楽しめているときが、日々の課題に適応できているときです。しかし外圧にもはや耐えられないような消耗状態になったとき、課題への適応に失敗したことになります。ストレス状態のために仕事や生活がうまくゆかなくなっている状態とはこのような「適応の不全」の状態ということができます。

このように見ると、ストレス状態には特別な疲労現象という面と、課題への適応不全という面との二面のあることがわかります。つまり心身の疲弊のつらさ、そして仕事や役割を果たせないくやしさやあせり、情けなさが混在しているのです。そのためストレス状態は二重に苦しいものになるのです。

ここでは「ストレス状態」が実際にどのような症状や変化として現われるのか見てゆきましょう。ストレス障害では、ストレッサーの圧力が大きくなりその持続期間が長くなるにつれ、つぎつぎに特徴的なストレス状態が、出現してきます。この連続的な症状段階の全体をわたしは四つの段階に区別してストレス状態のスペクトラムと呼んでいます。その四つの段階を順番に説明しながら、それぞれの対策のヒントを示しましょう。

第一段階　からだが軋《きし》む

ストレスに強くなる第一歩は、どの段階でもそうですが、ストレス状態を自覚でき

図1　ストレス・スペクトラム

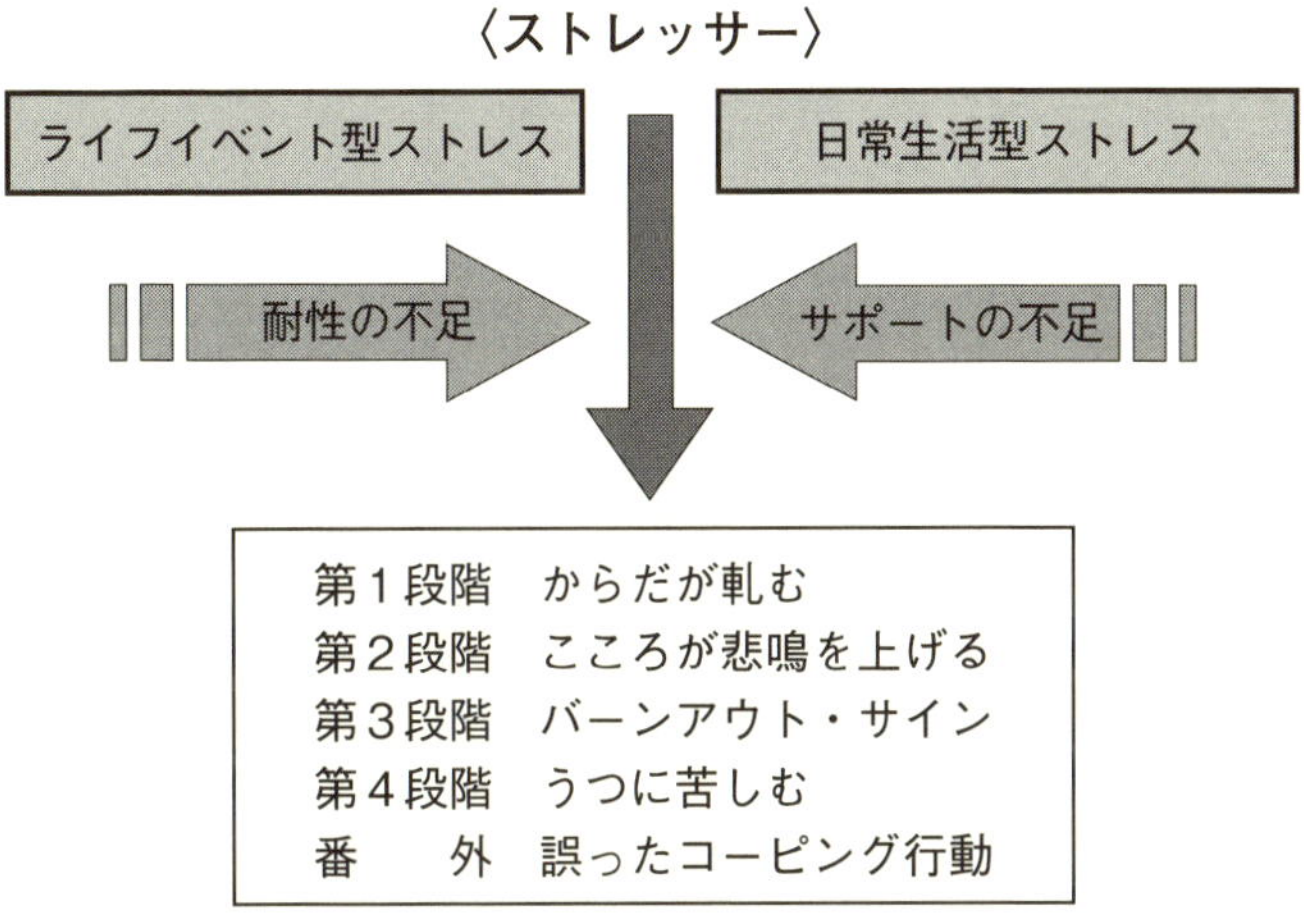

るかどうかにあります。では初期には心身のどのような変化によって自分がストレス状態にあることを知ることができるのでしょうか。

「子どものころに治ったはずの喘息発作が最近また始まったんです」

「肩がものすごくこって、朝起きるともっとひどくなっています」

「頭痛の相談にいったら血圧が高くなっているといわれました」

「このごろなんとなく胸のあたりが重苦しく息がしにくい気がします」

会社の健康相談室やクリニックで外来診療をしているとこのような訴えがしばしば聞かれます。毎日の生活で変わったことはなかったかとたずねると、

「このところすごく忙しいのに、これからもっと大

変な決算期になるんです」などという返事。このようなからだの症状がその人のストレス状態を告げていることが少なくありません。ストレスによる病理はまずその人のからだの弱い部分に現われる傾向があります。ストレッサーのためにからだが軋《きし》みはじめているのです。日ごろ隠れていたからだの弱点部位が、疲労や緊張からのさまざまな症状を現わしますが、なかでも肩や首のこりなどは特徴的なものです。筋肉は運動器官だと思う人が多いでしょうが、ストレス状態のセンサーにもなるのです。

またストレスの初期症状としてアレルギー性疾患の再発や悪化がしばしば見られます。反復し慢性化するじんま疹。アトピー性皮膚炎の増悪。喘息発作。また円形脱毛症や肌荒れなどが見られることもあります。免疫力が低下して風邪などにかかりやすくなることもあります。

とりわけストレス状態の初期に睡眠障害が見られることが少なくありません。精神生理的不眠といわれるタイプの不眠が多いようです。仕事の心配や職場のやっかいな人間関係が気になるとなかなか寝つけなくなります。このタイプでは入眠困難が圧倒的に多いのですが、ときには早期覚醒といって明け方に目がさめて、その後眠れなくて寝不足になるような不眠もあります。臨床的に重要な睡眠の役割については後ほど

▶ストレスによる心身の健康への悪影響（リチャード・アール）

1　疲れやすく、疲れが抜けにくくなる。
2　親密で安定した人間関係から遠ざかろうとする。
3　悲観的に考えやすくなる。
4　こり、痛みなどの筋肉症状。
5　病気にかかりやすく、症状が長引く。

表1　いわゆる心身症

呼吸器系	気管支喘息、過換気症候群
循環器系	高血圧症、狭心症、起立性低血圧症、不整脈
消化器系	胃・十二指腸潰瘍、慢性胃炎、過敏性腸症候群、潰瘍性大腸炎、嘔吐症、呑気症
内分泌・代謝系	肥満症、糖尿病、反応性低血糖症
神経・筋肉系	頭痛、片頭痛、その他の慢性疼痛、痙性斜頸、書痙、自律神経失調症、めまい、冷え性、しびれ感、震戦、チック
皮膚科領域	蕁麻疹、アトピー性皮膚炎、円形性脱毛症、多汗症、接触性皮膚炎、皮膚掻痒症
整形外科領域	慢性関節リウマチ、腰痛症、多発関節痛、肩こり、頚腕症候群、むち打ち症
泌尿・生殖器系	夜尿症、頻尿、心因性閉尿
産婦人科領域	更年期障害、機能性子宮出血、月経前症候群、月経異常、腟痛、外陰部痛、帯下
眼科領域	眼精疲労、本態性眼瞼痙攣、眼痛
耳鼻咽喉科領域	耳鳴、眩暈症、心因性難聴、アレルギー性鼻炎、咽喉頭異常感症、嗄声、吃音
歯科・口腔外科領域	顎関節症、口腔乾燥症、三叉神経痛、口内炎、突発性舌痛症、義歯不適応症

詳しく説明します。

この時期には、ストレス性疾患の代表とされている心身症もしばしば見受けられます。それらもストレス状態にあることを告げる危険な信号です。心身症では症状ははじめ可逆的です。治療しながらできるだけ休息をとり、気持ちをゆったりさせることで症状は消えてゆきます。しかし高ストレス状況が改善されないと、病状はしだいに器質的病変へと進んで、身体病として固定し、慢性化していきます。例えばストレス性急性胃炎が慢性的なストレス性潰瘍に進んでしまったり、十分な睡眠をとり運動することで下がっていた血圧が、しだいに高い値に固定していったりする場合がその例です（前頁の表1参照。なお、反復する胃・十二指腸潰瘍の治療では、現在、ピロリ菌除去による原因療法が確立されています）。

しかし、この段階でもっと注目してもらいたいのは自律機能系（図2参照）、とりわけ自律神経機能に現われるストレスの影響です。ストレス状態は急性一過性に自律神経失調状態を誘発することがあります。ある女性は職場の不親切な先輩との関係に疲れきっていたところに新しい案件を課せられたとき、通勤電車の中で息苦しくなり、突然の動悸と呼吸困難に襲われました。また大きなプロジェクトの責任者をしていた

図2　心身連関と自律機能系

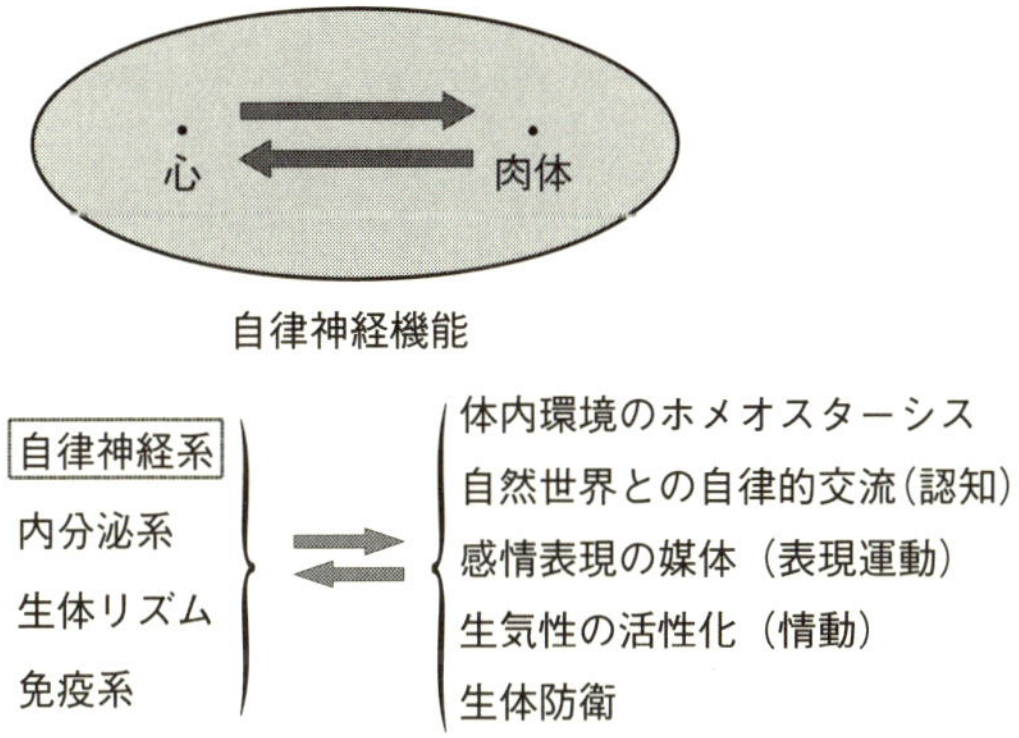

生命領域は心と肉体の極性連関からなります（詳しくは39頁のコラムを参照）。それは、生理学的機能からは個体生命の自律機能系として見ることができます。自律神経系、内分泌系、生体リズム系、免疫系等はたがいにつながって自律機能系という一大ネットワークを構成しています。そして図に示したような重要な働きをいとなんでいます。

ある男性は、仕事中に急に気分がおかしくなり、頭の中が真っ白になって動悸がしてきました。そのときだけだったので何だろうと思ってそのままにしていました。しかし次の日も打ち合わせの最中に動悸がし、気持ちが動揺して話が頭に入らなくなったと急遽相談にみえました。

このように突発する呼吸困難と動悸、不安と困惑の襲来は、最近ではパニック発作やパニック障害（くり返すパニック発作への恐怖症）として広く知られるようになりました。同じように急性に襲ってくる自律神経失調症状は他にもあります。過敏性腸症候群の耐えがたい便意、過敏性膀胱での切迫した尿意です。

こういう症状を経験した人は、長時間の乗

り物、重要な会議や講義の席という大勢の人の中で拘束される状況を避けるようになるため、生活や仕事にいろいろな支障が生じてきます。

身体機能のこのような不安定状態はストレス徴候であることが少なくありません。そこで少し理論的になりますが、このようなことがなぜ起こるのか考えてみましょう。それによって自律神経系についての理解を広げることができるからです。

自律神経系の二つの機能

自律神経系はご存知のように交感神経と副交感神経という二つの神経系からなります。簡単に言うと交感神経は緊張機能、副交感神経は弛緩機能です。この相反する機能がたがいにつり合いをとることによって、身体の生理的平衡つまりからだの内部環境の恒常性が保たれています。気象の変化、運動の負荷、昼夜の交替など外部環境がさまざまに変化しても、からだの内部の環境が恒常的に平衡状態にあるよう調整しているのです。これは自律神経系の生理的機能です。

しかしここが重要なところですが、自律神経系にはもう一面で心理的機能というべきものがあります。悲しいときこころだけで悲しいのではありません。涙が流れ、胸

▶自律神経

自律神経はかつて植物神経とよばれ、それに対して知覚や運動、欲動などを支配する神経は動物神経とよばれていました。動物神経は主に目覚めた昼の生活をつかさどります。植物は感じることもなく、いわば眠ったまま環境と交流し、風景の中で風土と調和して生きています。ちょうどそのように植物神経はわれわれの眠る生命過程を支配して外界と交流し、体内の平衡を守っていると考えられていました。最近はむしろ身体の機械的メカニズムの一部であることに注目して、自動的に働く神経という意味で自律神経という名前が使われるようになったのだと思います。

はしぼられるように感じるでしょう。感情にはかならず同時にからだの感覚がともなっています。このようなからだの感覚は自律神経系が引き起こす身体的変化であり、それはたとえば悲しみが実感されるために不可欠のものなのです。つまり、悲しみが体験されるとき、悲しみの意味が間髪をいれずにからだを動かし（これを自律神経系の表現活動といいます）、涙や胸苦しさとなって現われるのです。

このように、自律神経系の機能には二面あることを覚えておいてください。一つは生理的機能で、生体の動的平衡を維持する働きです。もう一つは心理的機能で、こころの体験（意味の感情）をからだが表現する働きです。

では、自律神経系がこのような二重の機能をもっていることは、ストレス問題にとってどのような意味をもつのでしょうか。悲しいときに泣くことはすぐに理解できます。しかし学校でいじめられている子どもが登校前になると腹痛を訴えたり、やっかいな案件が山積している会社に出社する月曜の朝、会社員を吐き気が襲ったりする場合、その腹痛や吐き気は自律神経系の表現機能が引き起こしている現象なのです。それらはこころに体験されているストレス感情を表現しているのです。

さまざまな身体症状にふくまれている感情的意味を理解するためには、ある程度の経験と共感のちからが必要でしょう。はじめはどうしても内科の病気を考えてしまいます（もちろん身体病のサインでないことの確認は必要です）。けれども自律神経系が心理的機能を発揮してストレス状態を知らせていることを見逃してはなりません。上にあげた一過性の急性自律神経失調症状はすべてこのような心理的意味をもっていることを知っておくべきでしょう。

神経症による発散

ストレス状態がからだの軋《きし》みの症状となって現われてくるこの時期に、身体面だけでなく、むかしその人に見られた神経症的な症状がふたたび強まったり再発したりすることがあります。例えば、爪かみ、抜毛《ばつもう》、摂食の異常（過食症や拒食症）、大量に食べて吐く、体重の極端な変化。もっと悪い場合には、自傷行為。過去にリストカットをしたことのある人がまた久しぶりにやりたい衝動に駆られる。確認し詮索しないではいられない強迫症状や強迫観念が強まる。余裕がなければないほど、かえってそういうものに時間をとられるようになる。

高ストレス状況でこのように神経症行動が再活性化されることもしばしば見られます。それはさまざまな神経症行動が、自分の中に鬱積したストレス感情を発散させるはけ口として働くからだろうと思われます。しかしその結果、あるべき生活の質がどれほど妨害されてしまうことでしょう。

以上のようにストレス状態の第一段階では、心身両面で警報的な症状がいろいろな形で出現してくるということを知っておく必要があります。この段階では、ほとんどの場合が治療はそれほどむずかしくはありません。からだ自体の回復機能（わたしは溜まった緊張を放出するからだの自浄作用と説明することがあります）が十分に働いていないことを示しているので、なるべく早くに社内の健康相談室や外部のクリニックなどを訪ねてほしいと思います。

第二段階　こころが悲鳴を上げる

この段階が区別できることに気づいたのは、ここ数年来のことです。現在の場所で診療するようになって、職場の高ストレス状況でメンタル不調になったとき、似たような症状（「泣く」という現象）になる事例に出会うことがあまりに多かったので、一つの段階として説明する意味があると思うようになりました。

あるとき、総合職でがんばっている女性から相談がありました。「涙が出てきてどうしようもない。仕事中ふとしたことで涙があふれて止まらなくなる。急いでトイレに駆け込んでいる。帰りの電車の中でもほとばしるように涙が出る。家に帰っても悲しいわけでないのに涙が止まらなくなる」と訴えられました。その後も気をつけていると同じように語る方がいろいろおられる。特にそれに注目して話を聞くようにしていると、そういう「悲しみのない涙のほとばしり」が実に多いことがわかりました。女性だけではありません。屈強の男性商社マンが仕事でにっちもさっちもゆかない状況を語りながら、同様の訴えをされます。

そこでこの涙はなんだろうかと考えざるをえませんでした。追い詰められてどうにもならない、どこにももっていきようのない、そういう気持ちで胸がいっぱいになって、それがふとしたことで堰を切ったように出てくる。そういう意味でその涙は、こころが上げる無声の悲鳴ではないのかと思うようになりました。もちろんその中には、悔しさ、無念さ、情けなさ、怒り、絶望、見捨てられ感、等々さまざまな思いがこもっていることでしょう。

その後、はじめての診療の時に「涙が止まらなくなるようなことはないですか」とたずねるようにしていると、高ストレス状態にある多くの方が「ある」と答えられることにも気づきました。叱責であったり、いじめであったり、侮辱的なことばであったり、無力感であったり、膨大な作業量の重圧であったり、その人ごとに事情は変わります。しかし精一杯がんばっている状況で、追い詰められて受診されるのです。そして共通して言えることは、どの人にも自分が孤立無援でその状況にさらされているという強い思いがあることです。

わかってくれる人はいない、助けてくれる人もいない、という見捨てられた気持ちからの不安や無力感。またほかのスタッフも目一杯な状況で、助けを求めて迷惑などかけられないという気後れ、さらにはかすかに怒りも伝わってきます。ストレス状態は人を孤立させ無力化し絶望させるものであるということを認識していただきたいと思います。この段階の治療は、本人が孤立感から抜け出せるような働きかけをすることが大切です。なによりもその気持ちを時間をかけて十分に「傾聴」する存在が必要です。そして適切な援助と指示によって、医師なり治療者なりに橋渡しすることです。

この段階を長引かせるとこころへのダメージが残るという後に説明する問題があるため、次のバーンアウト段階に踏み込まないうちに十分な休息を要する事例もあります。しかしこれまで見てきた第一、第二段階までは比較的治療が容易だといってもいいでしょう。

第三段階　バーンアウト・サイン

さて「悲しみのない涙のほとばしり」に象徴されるこころの悲鳴が聞こえてくるような状態は、すでにバーンアウト（燃え尽き状態）の一歩手前、あるいはもうすでにバーンアウトのサインだと言ってもいいかもしれません。なぜなら、心身ともに疲れ果てているということだからです。それはただの疲労とは違います。ふつうの疲労なら睡眠を少し長くしたり、気晴らしをしたりすればなおります。

それに対して、バーンアウト・サインとしての疲労は、そういうことでは解決されない心身の疲労なのです。それは仕事をする体力の消耗と、仕事に対するモチベーションの枯渇とが、同時にみられるストレス状態です。そのためこの状態になると肉体的に消耗しているだけではありません。それまでは意欲的に取り組み、やり甲斐も達成感もあった仕事や役割が、ただの重荷に変わってしまうのです。

ここではバーンアウトという言葉を提唱者フロイデンバーガー（アメリカの心理学者）の定義やマスラーク（アメリカの社会心理学者）の判定基準よりも広い意味で使わせてもらっています。仕事や役割に注ぎ込んでいた感情的意志的エネルギーが自分の中からなくなってしまった（「情緒的消耗感」）という状態になって、仕事や職場からも仕事関係の仲間や話題からも逃げ出してしまいたくなること、そういう心理的危機をともなう消耗状態があることを知っておいてください。

＊ ハーバート・フロイデンバーガーによると「持続的な職業性ストレスに起因する衰弱状態により、意欲喪失と情緒荒廃、疾病に対する抵抗力の低下、対人関係の親密さ減弱、人生に対する慢性的不満と悲観、職務上

能率低下と職務怠慢をもたらす症候群」。

有能で精力的に仕事をしていた仲間が、あるいは自分が、まるで燃え尽きたように、急に仕事への張り合いや自信を失ってしまうのです。このような状態に陥った人は、いったん仕事から離れ、休息をとり、それから自分の仕事への関わり方についてじっくり見直してみる時間が必要になります。さきに触れたように、あまりにも消耗が強くなると、消耗に至った過酷な体験が一種の心的外傷となって回復を送らせ、再び以前のモチベーションを取り戻せないこともあります。

このバーンアウト問題はまずヒューマンサービス業という分野から提起されました。1970年代のことです。医療、看護、介護、福祉等の分野です。人を相手にする仕事には人間同士の感情的意志的やりとりが重要な部分を占めています。そのような仕事にかかわるうちに、特に親身に相手の気持ちになろうとまじめに頑張る職員において、こころのエネルギーが枯渇してしまうことがあると指摘されたのです。

人間関係と感情労働

しかしいろいろな産業現場で働く多くの人の話を聞いていると、社員同士であれ上下関係の中であれ、一緒に仕事をしているところではヒューマンサービスの場合と同じような、おたがいの気持ちのやりとりが必要であることが痛いほどわかります。特に組織では、相手の気持ちを汲み、満足させ、気を損ねないように配慮しつづける（こういう配慮にもとづく仕事を「感情労働」つまり感情を働かせる労働といいます。日本語で平たくいえば「気をつかう」ことだと思います。「気づかい」を一つの労働と見ようという考え方）。このようなことが、人と人とのあいだで行なわれる業務そのものに必然的につきまとってくるのです。

現代のように第三次サービス産業とよばれるものが圧倒的に多くなった時代には、「気づかい」労働がすべての職種で当然のこととして要求されるものになっていると思います。それは対顧客関係だけではありません。対上司、対部下、対同僚という社内の人間関係にも要求されるのです。特に相手に感情労働を強いる存在（例、威張りやの上役）が大きなストレッサーになるゆえんです。どのアンケートでも職場の人間関係がストレッサーとして上位にくる理由は、現代ではどこの職場でもこのような感情労働を強いられる時代だからではないでしょうか。

もちろん性格差によって「感情労働疲労」への感受性は違ってきます。相手の気持ち、自分の気持ちを考える人ほど、その繊細さのために逆に疲れやすくなることを理解しておきたいと思います。それにしてもいまの時代、よほどのマイペース人間やまったくのマニュアル人間でもないかぎり、感情労働からのストレス、それによるバーンアウトの危険から逃れられないと覚悟すべきかも知れません。

第三段階は「気づかい」労働によって枯渇してしまった「気（エネルギー）」が回復するために、かなりの期間の休息とこころの充電が必要になるでしょう。これから述べる第四段階になると「生気や活力（バイタリティ）」という、健康時には心身両面を生き生きさせていたエネルギーそのものが低下してきます。それが「うつ状態」です。メンタルヘルスに長期間の低迷をもたらすことがありますので、ますます早期発見が重要になります。

第四段階　うつに苦しむ

「うつかな？」と気づいたらすみやかに医師に相談していただきたい。うつ状態では心身の生理的基盤から乱れてきます。生理的基盤というのは、睡眠と食欲に代表される、われわれのからだの生理的安定性、活動と休息の循環を支えているかつて植物性機能とも呼ばれた生体のリズム的はたらきです。さきに生体の自律機能系として説明したものです。

睡眠がうまくゆかなくなる。不眠が続くこともあり、逆に眠気に悩むこともあります。時間があっても寝つけない、夜中に何度も目がさめる、明け方早くに起きて眠れなくなる。いろいろなタイプの不眠が起こります。全身のだるさ、休んでも抜けない重い疲労感。肩や首や背中のこりや張り。あたまが重くさっぱりしない。気分が重苦しい（気うつ）。リビドーと呼ばれる肉体的欲動の減退（食欲、性欲）。このようなからだに感じる全般的な不調にとどまりません。

さらにからだの各所に実にいろいろな症状が起こってきます。自律神経失調的な症状（めまい、ふらつき、動悸、息苦しさ、痛み等々）が目立ち、内科などを受診されていることもあります。たいていは原因不明。「気にしないで様子をみましょう」と言われて帰されます。

以上はからだの面での症状ですが、こころの抑うつ症状は昔から知・情・意の三面から説明されてきました。その背景にあるのは活力（いわば生命的エネルギー）の減退、つまり適切な休息によって日々新たにわき起こってくるはずの活気、元気がなくなってしまうことです。１４７頁以降の説明も参考にしてください。

感情的には、気持ちが沈み何ともいえない憂うつ感が去らなくなります。ドイツ精神医学で「生命的憂うつ」と言われたように、心身の両面で独特の重苦しさに沈んでしまいます。心細さ、むなしさ。楽しいということが感じられなくなります。笑えない、仲間と会うのもわずらわしい。喜怒哀楽の情感に以前のように響き合うことができません。世界がガラス戸のむこうに遠ざかり、活き活きと動く人々がよそよそしく感じられ、ひとりのけ者にされてしまったような疎外感。

そして意欲や興味は減退し、すべてが億劫になります。テレビもうるさい、新聞なんて見る気もしない。好きな本も読む気にならない。読もうとしても知力つまり頭がブレーキがかかったように働かなくなります。活字が頭に入らない、人の話もこみいってくると理解できない。つぎつぎに忘れる。考えがまとまらない。アイディアが浮かばない。集中できず根気がつづかない。そわそわと落ち着かず、やっていることに身が入らなくなります。そして仕事の段取りがつけられなくなり、判断できず、物事が決められなくなります。すべてに優柔不断となって、朝どの服を着たらいいのか

図3　うつ状態

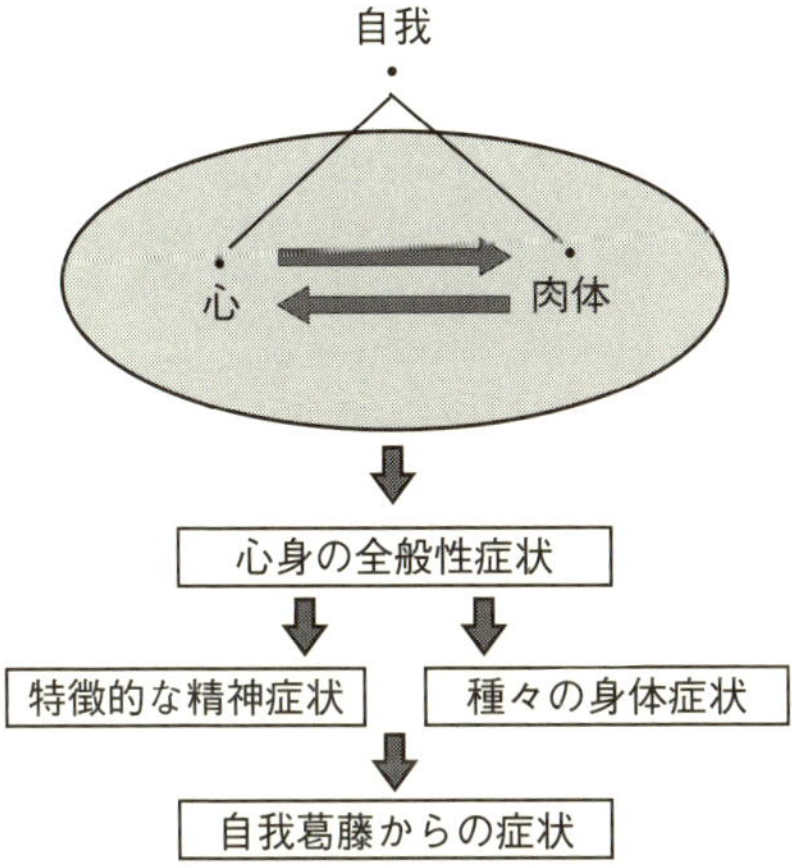

もわからなくなるそうです。このように毎日なにげなくできていたことが、重荷で重荷でたまらなくなってしまうのです。

こういうふうに以前の自分とは別人になったように何もできなくなった状態にだれもがとまどいます。自分自身に悲観し絶望するかもしれません。仕事などをやり残している場合には、恐ろしい焦りにとらえられるでしょう。情けない自分を責め、自信を失い、逃げるに逃げられない状況に苦悩します。「自分はもうダメだ」という否定的な感情にここまで追い込まれている人には、周りの人間は自殺の危険を心配しなければならないこともあります。

ふつうあまり意識していませんが、健康時われわれは「自分の存在を肯定する漠然とした感情」に支えられています。うつ状態になるとこの自然な自信の感情が動揺してくるのです。さきに述べたからだの症状、こころの症状に加えてこのような自責感、自信喪失感という自我の苦悩の症状が重なることで、うつ病はさらに苦しいものになるのです。

ここではうつ状態についての説明はこれくらいにしておきますが、最後にその治療について心得ておいてほしいことがあります。詳しくは本書のⅡをお読み下さい。実際にはうつ状態を引き起こす要因は単純ではありません。内因、心因、状況因など＊いくつかの要因が絡みあっています。

したがってうつ状態になったときには医師の診察を受けて、主としてどのような要因を治療しなければならないかを明らかにする必要があります。それによって治療戦略はいくらか違ってきます。休息優先か薬物療法優先か。精神療法やカウンセリングはどうか。家族や職場のどのような協力が必要か。種々のストレス要因からの影響を慎重に評価しなければなりません。すぐに仕事を辞めてしまうなどの早まった決断は避けるほうがいいでしょう。

＊うつ状態の原因の種類についての概念。内因は特発性とも言われる。現在はまだ特定できていないが、明らかに何らかの中枢神経病理を原因として起きることを意味する。心因というのは心理学的に了解可能な体験

が原因になっていることを意味する。状況因とは、その人が置かれている状況に主な原因が求められると考えられる場合。その他、外因あるいは器質因という概念もあり、それは既知の身体疾患が原因として特定できるときに用いられる。

ストレス状態の治療では、早期発見と周りからの理解、自分のストレス状態をよく知り、とりわけ自分に時間的猶予を与え十分に休む勇気をもつことがすべてにおいて大切です。

番外　誤ったストレス・コーピング（心理的対処法）

ストレス状態になると欲求不満やいら立ち、何か発散したい気持ちが積もってきます。忙しすぎてリラックスすることができない。やっかいな人間関係や案件が頭から離れない。仕事帰りに飲み屋でひとしきり上司の文句を言って憂さを晴らす姿が見られた時代もありました。いまはどうでしょうか。

うっ積したストレス感や不満、緊張などの不快感情に対するさまざまな対処的行動を、心理学でコーピング行動といいます。しかし余裕のない高ストレス状況において緊急避難的に発動されるコーピング行動は、しばしば生活習慣を乱し、モラル意識を危うくすることがあります。

仕事に追われて疲れているのに、帰宅しても「一日をしめくくる気になれない」と訴え夜ふかしする人が少なくありません。深夜まで一人で気晴らしにふけるツールはたくさんあります。パソコンやテレビ、ＤＶＤ、携帯電話などがあり、夜ふかしと睡眠不足の大きな原因になっています。

ストレスから酒の飲み方が変わり、種々の悪酔いや深酒のエピソードをくり返すようになることがあります。それどころか緊張をほぐすことを求めていわゆる違法ドラッグに手を染める事例も跡を絶ちません。そこから依存症への道はすぐです。過剰なストレスは依存症そして中毒症への誘惑に負けやすくする危険因子になりうることを忘れてはなりません。

過剰なストレスへの対処において依存の心理が問題になるのは酒やドラッグばかりではありません。ギャンブルへの没頭（精神医学で「遁走症」と呼ばれます）。抑えられない買い物衝動。性的乱交性（不特定多数の異性との性的関係をくり返さないでいられない）。また先にも触れた摂食習慣の異常は、とりわけ女性において過食と嘔吐を衝動的にくり返す依存症的発散行動になることが少なくありません。最後に、リストカットに代表される自己身体の毀損という抑えがたい自傷衝動もまた、依存症心理をうちに含んでいるものです。

現代生活には人間の衝動的逃避と病的依存を誘う刺激や機会があふれています。このような発散行動のもつ人格への破壊的影響力にはくれぐれも注意しなければなりません。

さらに忘れてはならないものとして、誤ったコーピングからの万引きなどの比較的軽い犯罪だけでなく、重犯罪となるような反社会的行動があります。大それた事件を起こしたのが一緒に仕事をしていた目立たない人だったということがありうるのです。マスコミ報道で耳目を集める事件のたびに、現代のストレス問題がくり返し論議されています。さまざまな病理的行動となって突発してくるストレスからの緊張性疲労と孤立無援感、さらにはうっ積した不満足感や攻撃性、それらをいかに見逃さないかということはきわめて重要な課題だと思います。

▶オンライン・アディクション

現代はだれでも簡単にインターネット機器でサイバー空間にアクセスすることができます。そしてオンラインで情報を手に入れ、自分からも発信し、グループでゲームを楽しんでいます。オンラインの社交場も盛んです。しかしそれにともなう弊害も当然生まれてきます。サイバー心理学が創始され、研究者からは警告が発せられるようになりました。

たとえば心理学者ジョン・スラーは「オンライン脱抑制効果」に警鐘を鳴らしています。これはディスプレイの画面がリアルな自分とオンラインの行動とを解離させ、架空の人格ともう一つの現実を生み出し、その中で社会的な制約や責任、規範から逸脱してしまう現象のことです。つまりバーチャルなオンライン空間があたかも独立した別の世界となり、現実から解離した言動へと抑制を解除する作用をもつというのです。

その結果、非合法のサイトへのアクセス、オンライン中毒などの問題が起こっています。スラーはオンラインの人間関係を分析し六つの特徴を指摘しました。①「解離匿名」(相手に正体を知られない) ②「不可視性」(姿を見せないでいられる) ③「非同期性」(共通のリアルタイムに制約されない) ④「独りよがりな解釈」(勝手に相手を想像し作り上げられる) ⑤「脱抑制的想像力」(現実逃避的なゲーム感覚の支配) ⑥「権威の最小化」(現実世界の一切のステータスは無視できる) です。

さて、このような特徴は「人格」の成長や成熟をうながす条件とは正反対のものです。「才能は、人知れず自然に育ちますが、性格は、人世の大河で造られるものです」(ゲーテ)。

またノーマン・ホーランドはオンライン・コミュニケーションの中で人は退行するということを鋭く指摘しています。いじめも炎上も過激化も退行現象すなわち幼稚化にほかなりません。オンライン世界には現実の抵抗や直接のフィードバックがないことが、退行させる大きな要因になっているのです。

たしかにサイバー技術がストレス・コーピングの手段を豊かにした面はあるでしょうが、ゆがんだコーピングの武器になっていることも忘れてはなりません。

コラム

生命と自我

この「生命領域と自我領域」の図の原作者ルートヴィッヒ・クラーゲスは、人間にとって「生命と自我」は対立した異質な領域だと強調しました。楕円は生命を、外部の一点は自我を、象徴的にあらわしています。クラーゲスの二元論的人間理解に興味をもたれる方のために、一般にあまりなじみのないクラーゲス哲学の人間観を少し詳しく紹介します。

生命領域と自我領域

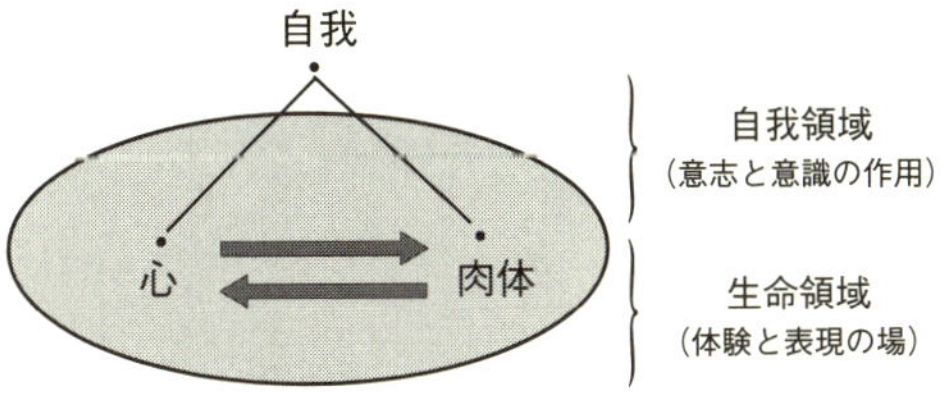

人間も動物も一個の生命体です。一個体がそれぞれ小宇宙をなしています。物質的にはこの小宇宙は物質交換によって大宇宙とつながりながら、小宇宙自身は絶えず新陳代謝して生成更新しています。小宇宙を大宇宙から区別するものは、小宇宙には体験の中心があることです。大宇宙も生きています（四大生命とこれをいいます）が、小宇宙は体験する生命として生きています。体験能力によって小宇宙である生命体は、進化の系統樹にみるように、独特の発展をとげていきます。

生命体の内部では体験中心が心と肉体とに分極し、個体の生命活動はこの双極間の連関として営まれます。心の極で体験されたものが肉体の極に表現される。このように心身の極性連関は体験と表現の連関として発現します。心の体験は肉体に現象するのです。例えば深海で光を発する生物がいます。海底の暗黒の体験を光として表現するのだと生物学者ポルトマンは言っています。陽光の中であざやかな文様をひろげるアゲハチョウの羽にもその体験が現象しているのです。

このように極性連関の上から見ると、心と肉体の関係は「心は肉体の意味であり、肉体は心の現象である」（クラーゲス）のです。人間にいたって心は最大限に覚醒した、とクラーゲスは言っています。それによって人間の心は大宇宙を体験する力（観得力）を増し、それを肉体だけでなく世界の感性的素材に託して表現（造形物）として現象させる力（造形力）をもつにいたりました。

こうして大宇宙は小宇宙の体験の中で無限に現象することができるようになったのです。小宇宙としての生命体は大宇宙につつまれつつ、再び大宇宙に帰元する死にいたるまで、体験的交流を更新し続けるのです。

しかし人間にはそれと異質の領域があります。自我領域です。自我は意志の発動者であり、意識の設定者です。人間はこの領域をもつことでただの生命体ではなく、自我者になりました。自我作用の発動中心は生命体の外（非時空的点）に求めるしかなく、その発現である意識も意志も生命体の極性連関に対して傍観者的です。そのため自我者はみずからをも傍観する力をもちます。例えば自分が死すべき存在であることを知るのは自我者だけです。有限を認識できるのは無限を志向できるからです。不老不死の延命願望も自我者にしか夢想できないことです。

宇宙や生命を傍観する一点をわがものにしたことによって、人間の、つまりは自我者の世界は、生命体の極性的連関世界とはまったく異質のものになりました。意志と意識の主体（自我）は、傍観の能力によって世界の一切に対立するのです。こうして自我者として人間は宿命的に主客対立の世界の住人になるのです。

このような認識をクラーゲスの哲学的人間学は徹底的に追究し、人間においては生命と自我との調和がなされなければならないことを説いて倦まなかったのです。

第二章　ストレスとそれに起因するストレス状態とは

ストレス状態の発生

ここで「ストレス」という、後に時代の旗印となるようなキーワードを医学に持ちこんだセリエの研究に触れておきましょう。そもそもストレスとはどういうことなのか、その初発の認識を確かめておきたいと思います。

林峻一郎氏の好著『「ストレス」の肖像――環境と生命の対話』(中公新書)はストレス理論の歴史的背景に関心のある方にはきっとおもしろく読める本です。ここでもそれに依拠してセリエのストレス研究を簡単に紹介します。

ネズミに外敵を加えた――まず、何種類かのホルモンである。次に、ホルマリンである。

アルコールであり、酸であり、アルカリであり、化学物質である。次に細菌であり生物学的刺激。さらに、寒冷曝露、熱刺激、電気ショックなどの物理学的刺激。さらに、小さな檻に多数のネズミをつめ込むこと、つまり「混雑」である。ネズミの四肢を板の上に縛りつけること、つまり「拘束」である。それから回転装置でネズミに無限の運動を強制することである。等々。いってみれば、ありとあらゆる外敵を加えて試してみた（つまりその後で解剖してみた）。正に大変な努力である。そして、つねに一般適応症候群が起きていることを、確認したのだ（94頁）。

この発見は画期的なものでした。セリエが確認したのは、生体はどんな種類の外敵に対しても同じ反応で応える。その反応はある期間までは外敵に生体を適応させ防衛する。しかしその期間を過ぎると生体の適応能力は消耗するという事実です。その過程を第一期「警告反応」期、第二期「抵抗」期、第三期「疲憊期」と名づけました。注意しておくべきことは「外敵」の侵入は際限なく行なわれ、生体が消耗するまで続く実験（人為性）であったことです。

その後、第二次世界大戦が終わり戦後社会になると、セリエの生理的ストレス説は心理社会的ストレス説へといやおうなく拡張されていきます。つまり、１９６０年代になると「外圧への適応、それに続く疲弊」という図式によって解釈されるストレス状態の発生がしだいに現実味を帯びる時代になってきたのです。

事実、心理社会的条件として疲労と孤立という二つの要因の影響力が増大していき、とりわけ高度化した産業体制が広がるにつれて、この二要因をコントロールして人々の生活を守ることがむずかしくなってきたのです。その結果、まさに生きて生活している社会への適応の過程そのものがストレス過程になってしまうという、時代特有の病理が広がっていったのではないかと思います（ストレス社会）。

ストレス過程を心理的社会的意味からもう一度ふり返ってみましょう。

第一期は外敵（課題）に出会い適応努力が始まります。

第二期は努力に対する達成感、評価、満足感などを肯定的に実感できる段階。

セリエの言葉に「ストレスは人生のスパイスである」という有名なものがあります。第二期までのストレス反応（適応期）であれば確かにストレスは人生への挑戦であり、やり甲斐や達成感の源とみることができます。人間だけでなく動物も、外からの挑戦をうけ果敢に応戦する活動的生活を楽しむ存在でもあります。しかし無限に力が湧いてくるようなことはありえません。

この第二期という肯定的体験の時期を越えてしまうと、次の第三期、本当の意味でのストレス状態が始まります。

第三期は外敵増強（課題が果てしなくなる状況）のため肯定的体験が不可能になる時期です。そこでは肉体的限界とともに、未達成による無力感、無評価による徒労感、不満足感から心身の疲弊、孤軍あるいは脱落の孤立感がしだいに強まってゆきます。このような第三期の過程は「消耗戦」に突入した時期と呼ぶのが一番ふさわしく、あらゆる戦力を損耗し援軍を断たれていくわけです。ストレス状態とはいわば心身の総力戦を強いられるような状況として理解することができると思います。

さて、ストレスとは何であるかというテーマに対して、まず「ストレス状態」の正体は何かという点から述べてみました。それは疲労と孤立が「消耗戦」という結末をもたらすような悪循環であることがわかりました。しかしストレス状態は結果現象です。もう一方で、それをひき起こす原因の面についても明らかにしておく必要があります。

ストレス状態を引き起こす誘因

ライフイベント型ストレス

ストレス要因として最初に指摘されたのは「ライフイベント」と呼ばれる個人が遭遇するさまざまな出来事でした。生活上の大きな変化のことで、自分の健康や安定した日常を脅かす危険や喪失の体験がまず問題視されました。例えば病気、近親者の死、事故、不和、離別、事業や業務上の失敗、リストラ、経済的危機、転居、転職。

次にはふつう幸運と考えられる喜ばしいはずの出来事も生活を変化させるものとしてストレス要因になることがわかってきました。結婚、妊娠、昇進、特別な成功など。どれもそれまで身についていた立場や役割から、別の立場や役割への変化を強制するものです。これらをライフイベント型のストレスと呼びます。そしてこのような生活上の大きな変化は、ストレス耐性を低下させて心身の脆弱点を露呈させるきっかけになりやすいことが示されました。それはつぎのような研究からでした。

ライフイベント研究が始められたのは１９６０年前後のことです。アメリカの精神

表２　ホームズの社会再適応評価尺度

順位	ライフイベント	LCU得点	順位	ライフイベント	LCU得点
1	配偶者の死	100	23	息子や娘が家を離れる	29
2	離婚	73	24	親戚とのトラブル	29
3	夫婦別居生活	65	25	個人的な輝かしい成功	28
4	拘留	63	26	妻の就職や離職	26
5	親族の死	63	27	就学・卒業	26
6	個人のけがや病気	53	28	生活条件の変化	25
7	結婚	50	29	個人的習慣の修正	24
8	解雇・失業	47	30	上司とのトラブル	23
9	夫婦の和解・調停	45	31	労働条件の変化	20
10	退職	45	32	住居の変更	20
11	家族の健康上の大きな変化	44	33	学校を変わる	20
12	妊娠	40	34	レクリエーションの変化	19
13	性的障害	39	35	教会活動の変化	19
14	新たな家族構成員の増加	39	36	社会活動の変化	18
15	仕事の再調整	39	37	１万ドル以下の抵当（借金）	17
16	経済状態の大きな変化	38	38	睡眠習慣の変化	16
17	親友の死	37	39	団欒する家族数の変化	15
18	転職	36	40	食習慣の変化	15
19	配偶者との口論の大きな変化	35	41	休暇	13
20	１万ドル以上の抵当（借金）	31	42	クリスマス	12
21	担保、貸付金の損失	30	43	些細な違反行為	11
22	仕事上の責任の変化	29			

（夏目論文より）

科医ホームズ、レイ、マスダらは、人生におけるある種の社会的心理的出来事（ライフイベント）はその人の生活を困難にすることがあり、人々は一定の適応努力によってそれを乗りこえなければならない。しかしこのような適応努力は、その人の心身の心理的生理的機能に影響を与え、その結果として心身の疾患をひき起こす一因になることがあるのではないかと考えました。

新時代の病因論につながるこの仮説を証明するため、

ホームズらは社会再適応評価尺度という43項目のライフイベントからなるチェックリスト（表２参照）を作って実証的調査をおこなったのです。各イベントのストレス値と年間イベント経験数を掛け合わせたものを人生危機マグニチュードと呼んで、それが健康変化を引きおこすパーセンテージを検討しました。

そして人生危機マグニチュードを、軽度、中度、高度の三段階に分けて各グループを比較すると、マグニチュードが大きくなるにつれて健康変化の起きるパーセンテージが上がると結論づけました。その後も年齢層や性別、職業別などのグループ間でライフイベントのストレス・マグニチュードを比較する研究などが続けられています。

日常生活型ストレス

しかしストレス要因はこのタイプのものだけではないことが次第にわかってきました。アメリカの指導的心理学者の一人ラザルスは「日常生活型ストレス」と呼ぶタイプに注目し詳しく研究しました。それは生活を変化させるような出来事ではなく、日々の生活の中でくり返されているもののストレス的影響力です。そういうものをラザルスはデイリーハッスルズ、日常の「煩わしさ」と呼びました。あたかもいつの間にか部屋の中にたまってくる埃やチリのように、日々の生活空間に音もなく降り積もるストレスのタイプがあるのだといいます。このような「日々の煩わしさ型のストレス」はルーチン業務そのものであったり、学校や職場の人間関係であったりします。

たとえば上司が無愛想だったとか、割り当てられた仕事が大変そうだとか、頼まれたレポートが終わっていないとか、やっかいな顧客が待っているとか、このようなことは職場の日常にありふれています。小さな会社に中途採用で入ったある女性が来院され、「ばかばかしいと思うけれどけっこうつらい」と訴えられたのはつぎのようなことです。

その職場では昼になると女性同士が一緒に集まって食事をとることが慣例で、それに参加しない人は無視されるため、しだいに居心地が悪くなってきたと言うのです。このような子供っぽいものから意図的計画的なものまで、社内では仲間外れや小派閥抗争からの差別やいじめはめずらしくないようです。こうした煩わしい人間関係のやりとりは、一つ一つは些細であっても、日常的に頻繁に起こっては消えて、しだいにしこっていきます。

さらにまたつぎのような人間特有の心配心理も隠然たるストレス要因になるのだと

図4　ストレス要因

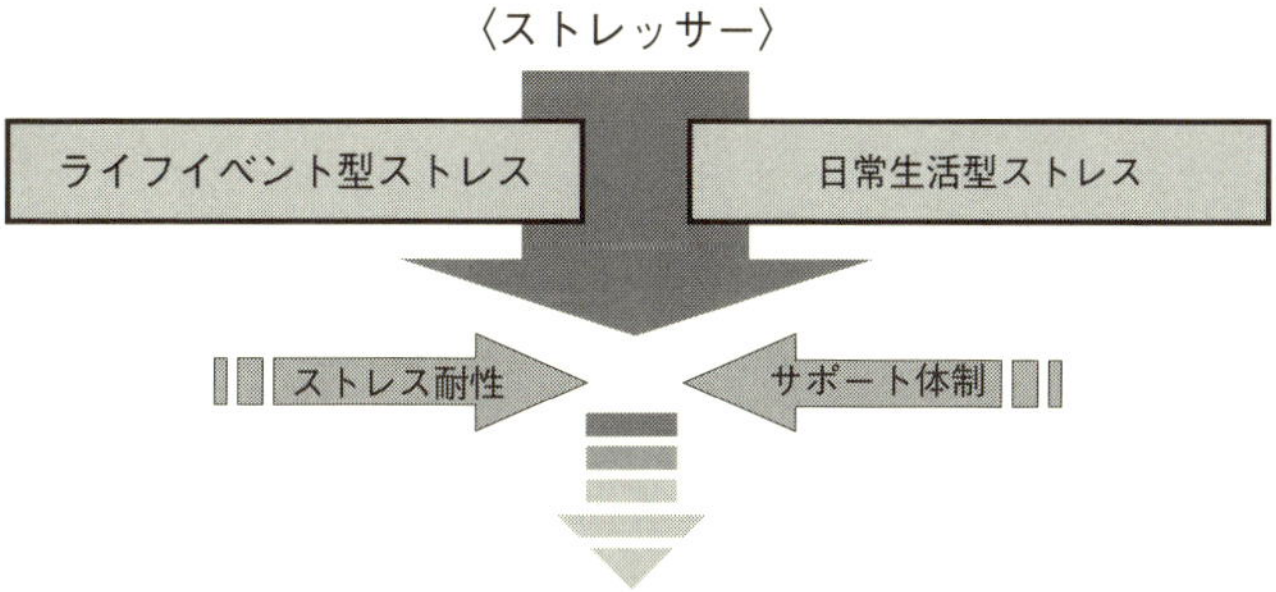

言います。予測のつかない将来のこと、いずれ避けられない死について何かのきっかけで考えることもあるでしょうし、家族の健康、経済的事情などいま考えても仕方ないことがらに取り越し苦労することがあることもわたしたちの日常です。このような心配は人生の無言のしかし煩わしくつきまとう同伴者のようなものです。

たしかにある問題は無視できるのに別の問題には強い焦りを感じるというふうに、何がどんなストレスになるかということは人の関心や気質によって異なるでしょう。しかしこういう日常の雑多な茶飯事と反応的感情との積み重なりのストレス作用にラザルスはとり組みました。

現代のストレスは、ライフイベント（刺激）とストレス反応とのあいだの刺激・反応説的な見方だけではカバーすることのできない問題になっているのです。刺激つまりストレッサーのマグニチュードを測定し比較するだけでなく、視点を広げ、ストレスの受け手側に起きている複雑な情動反応のプロセスをも視野に入れて考えなければならない。マグニチュードとしては小さいと思われるストレス状況でも、主体の情動反応のあり方によってはメンタル不調が起きてくるのです。

たとえば「もうちょっとがんばれなかったのか」というような上司の一言に、「課長がもう一声かけてくれたらがんばれましたよ」と軽く応酬できる気軽な性格の人もあれば、「それは……」と反論もできずひどく落ち込んでしまう、しかし責任感の人一倍強い生真面目な性格の人もあるでしょう。

落ち込ませたほうはすぐに忘れてしまうが、部下のこころにしこったマイナス感情は仕事にも影響し、日常生活型ストレスの悪循環が始まるきっかけになるかもしれません。情動反応のちがいに着目することは、その人の性格にフォーカスしていくことになります。

性格的要因というと、その人にとって逃れることのできない条件で、しかもふつうは変更困難な要因のように思います。それに対してラザルスは、性格の一面としての感情の持ち方（情動反応）が変われば、問題状況との関係も変化させることができるという事実に注目しました。

その研究から、ストレスへの感じ方や反応のあり方を、その人の「生き方」という一回り大きな観点から見直し、働きかけの可能性をさぐる。こうしてその人の感情生活のあり方、情動反応の傾向などを知ることこそ、ストレス問題を乗りこえるために重要な情報源になるものだと考えたのです。

ストレス・コーピング――問題中心型と情動中心型

従来、ストレス・コーピングとしてはふつうラザルスが問題中心型と呼ぶ対処法が考えられてきました。高ストレス状況の原因と見なされたライフイベントに焦点を当て、そのストレス・マグニチュードを弱めて問題を解決することをめざします。それに対してラザルスは情動中心型コーピングを提案します。変えることのできない問題状況の中で、その状況への情動反応のあり方を見直し変えることでストレスに対処しようとするものです。

たとえば、ある会社員が口うるさく気分屋の上司について「ストレスだ、ストレスだ」と悩みつづけていましたが、ようやくその上司が定年退職を迎えました。しかしほっとしたのも束の間で、その元上司は嘱託として残り、相変わらず近くの席で顧客に電話対応をしています。電話口で大声でしゃべっている元上司の乱暴な口調の声が耳につき、その会社員はいらいらして仕事に手がつかなくなるほどです。ついには元上司が視野に入るだけで落ち着かなくなってしまうため、相談に来院されました。この会社員は元上司への否定的感情がコントロールできず、その結果相手を無視するということができなくなっています。

このような場合、ストレス対処には注意力を転換する自由さを取り戻し、したがって必要なら相手を無視できるようにならなければなりません。そのためには元上司へのあまりにも否定的になった感情反応に対処する必要があります。このようにストレス要因は、自分と対象との認知的関係（対象がどんな意味感情を誘発したか）の中から生じ増幅されていると見れば、ストレス・コーピングは一種の心理療法をおこなうことになります。

興味深いことは、この情動中心型のコーピングがめざす目標や方法が、最近盛んにおこなわれている認知行動療法がめざすものと共通点の多いことです（187頁、付録2参照）。ラザルスは「情動中心型」という情動反応を強調した言い方をしていま

図5　ストレス・コーピングの3つのタイプ

消極的コーピング　（問題中心型）

・ストレッサーの一時的回避。

積極的コーピング　（情動中心型）

・ストレッサーの直接対処。
・ストレス状況の解釈を調節。

発展的コーピング　（SOC）

・統合する力を身につける。

すが、実際にはストレス要因と情動との認知的関係に注目したのでした。

ハッスルズは煩わしいことと訳されるのですが、ラザルス自身は日常ハッスルズは「害、脅威、挑戦」という三つの心理学的な意味を含んだ言葉だと言っています。つまり「ストレスは人生のスパイス」と言われたときと同じように、認知的関係（ストレス要因がどんな意味に解釈され、その結果どんな反応的感情をもたらすか）が変われば、ストレスも害から挑戦という積極的な意味をもつものに変わることを強調したのです。

このような日常型ストレスはわれわれの時代的特徴を反映しているように思われます。産業構造の変化は第三次産業従事者が圧倒的多数をしめる社会を生み出しました。大多数の人間にとって自然や物と直接親しく関わる時間はほとんどなくなり、仕事といえば人との関係の中で過ごさなければならない時間になっています。働く組織の人間関係、接遇する顧客との人間関係、さらにヒューマン・サービス業となれば言うまでもないことです。

人間関係の中にいるということは、相手の感情的反応にたえず気を配り、自分の反応感情をコントロールしなければならないということです。いい感じのする関係の中にいられるか、いやな感じの関係の中で過ごさなければならないか、それは対人感情に敏感な人にとっては天と地の違いほどにストレス度が異なります。ラザルスが呈示したストレス理解が切実な課題になる理由はこういうところにもあるように思います。

しかし日常生活に関わる「煩わしさ」には、だれが見てもストレスだとわかる法外なストレス要因のあることも忘れるわけにはいかないでしょう。残業の多さ、過密すぎる労務、通勤の苦労、劣悪な労働環境、衆目の一致する横暴な上役の存在などなど。それらは煩わしいだけでなく個人の力では取り除くことができないものです。このようなじわじわと日々の仕事や生活をしめつけ続ける不快要因は慢性的ストレッサーになることは言うまでもないでしょう。

ここで世界をおおうストレッサーというものにも一言触れておきます。一般的影響力をもつ「困難」として時代的社会的な背景そのものがストレス要因になることもあるからです。たとえば現代の若者の労働状況は20年前にくらべてはるかに過酷であると主張している産業医もいるくらいですから、現代の職場とそれを取り巻く状況はあきらかに余裕を失っています。

経済的不況や国力の低下、学校教育に指摘される問題点、生活基盤である共同体感情の変質、自然環境などの汚染や危機、楽しみや感動のあり方の変遷、人間関係をつないでいた情報手段の革命的変化等々、ここ数十年間でわれわれの生活条件がこうむった過激な持続的様変わりに対して、ストレス感情をもたないでいられる人は少ないのではないでしょうか。

しかも現代は、宗教や歴史、イデオロギーの対立、民族や国家の対立などから収まる気配のない暴力が戦争やテロとなって噴出していることを考えないでいられる日は一日たりともありません。これらは現代に生きるかぎり逃れることのできない宿命的日常性になっていると思います。

第三章　押し寄せるストレッサー

これからの説明のために竜巻のイメージを借りようと思います。竜巻は上昇下降する気流の複雑なからみ合いから発生します。ある解説によると、発達した積乱雲を親雲にして上昇気流の湿った高温空気層が冷えた下降気流に乗り上げ、さらに上昇し、しだいに気流は渦を巻いて回転しはじめるのだそうです。下降気流も上昇気流も回転しながら衝突し、乱れた気流の中で小規模で短命な気流の渦が、現われては消えることをくり返します。その中から発達した渦が上昇気流と結びついて、竜巻へと成長すると推測されています。

ちょうどそのように、ストレス状態の発生でも親雲のような状況があり、その中でいくつもの要因が作用し合いながら悪循環をはじめます。それらは一時的不調の段階で解消されることもあるでしょうが、互いに促進し合う悪循環の大きな上昇気流へと渦巻いて、生活のすべてを巻き込む不調にまで増大することもあるのです。

図６　押し寄せるストレッサー

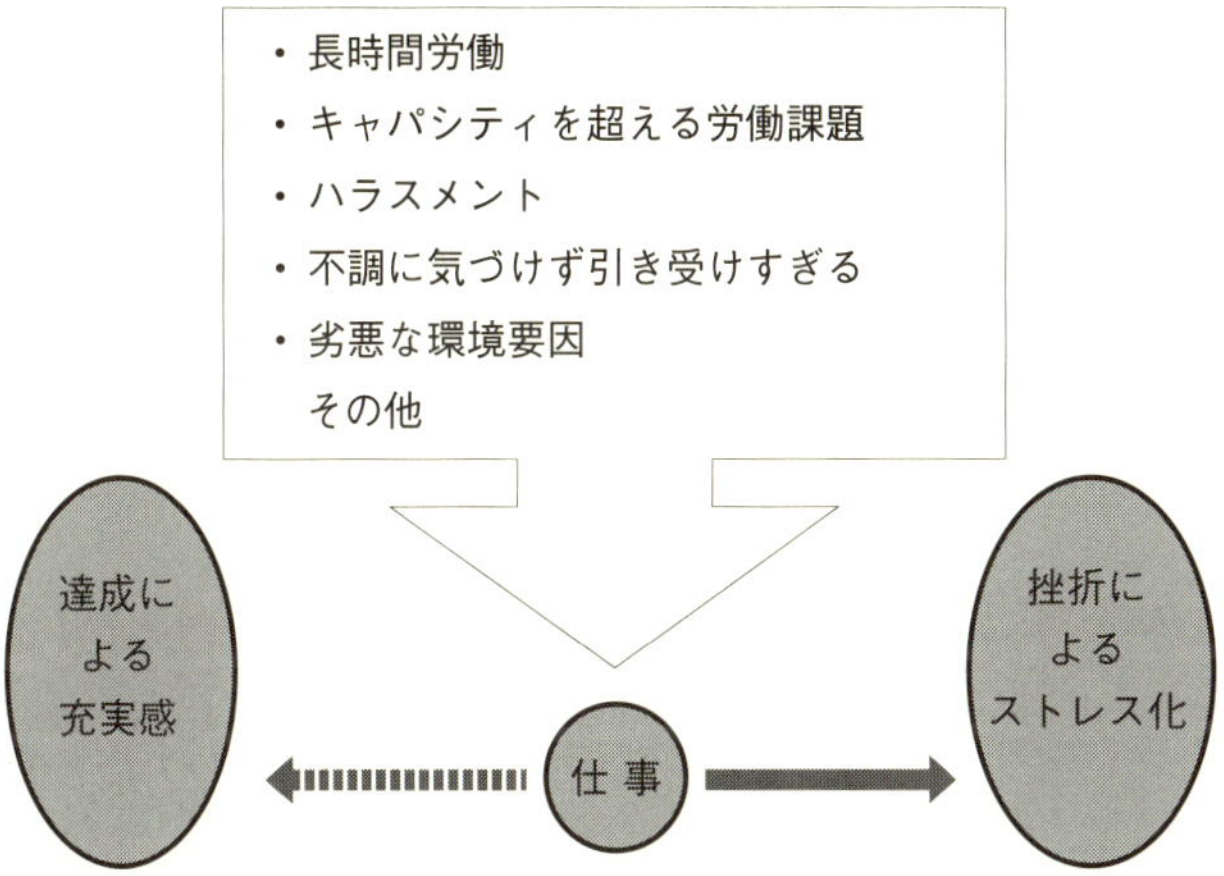

ストレス状態を一つの竜巻に見立てるなら、そこに乱入し悪循環的回転を加速させるさまざまな要因を分析し、未然に解消する手だてを講じることが、ストレス対策の予防的課題になると思います。

さて先に紹介したように、ストレス学説の創始者セリエは「ストレスは人生のスパイスだ」と言い、ラザルスは「日常ハッスルズは挑戦でもある」と言っています。たしかに課題に果敢に挑んで、奮闘努力する過程があってはじめて、張り合いも達成感も得られるのかもしれません。また困難をともに悩み、助け合って克服する過程があってこそ、仲間意識も友情も生まれるのだと思います。

このような感動や生き甲斐のもとになるような体験はいわば良性のストレス体験と言えます。セリエ自身も「良いストレス（ユウストレス）」と「悪いストレス（ディストレス）」とに分類しようとしたことがあります。しかし自分の経験からわかるように、同じストレス要因が、人によって、あるいは場合によって、いい体験となったりいやな体験となったりすることを考えれば、はじめから良性悪性を決めるわけにはいきません。それがストレス状態へ追いこむような悪循環を生み出すストレスに変わってしまうのは、さらにいくつかの悪条件が加わった場合なのです。ストレスに強くなるためには、その悪条件を見つけることが大切です。

これから取りあげるいくつかのストレス要因は、互いに助長し合いながら大きなストレス状態を巻き起こしてゆくもので、手遅れになる前に対処すべきターゲットとみることができるのです。

まずビッグスリーと呼ぶにふさわしい悪条件から説明します。最初の三つのストレス要因は、これまで産業メンタルヘルスにたずさわった経験から、速やかな対処が必要なものです。その重要性を考えてビッグスリーとして特筆しておきます。

1　慢性の消耗をきたすほど過大な長時間労働

睡眠不足や過労がつづくと当然のこと消耗状態にいたります。毎日深夜まで会社で仕事をし、終電近くに帰宅。一息つく間もなく2時ころ床に就きますが朝は6時過ぎには起きないと間に合わない。こういう過度に拘束された労働状況がつづくと消耗は心身全体に及びます。

厚労省は平成18年に「過重労働による健康障害防止のための総合対策」を出しました。その中で事業者は月80時間以上の残業をさせた場合、その労働者の健康状態について医師による面接を受けさせるようにという努力目標が明示されました。なぜならその場合労働者は、その一カ月間の一日平均睡眠時間が5時間を下回る可能性が大きくなるからです。今後は長時間労働への監視体制（立入り調査）をさらに強化する政府方針が伝えられています。

慢性の睡眠不足とそれによる過労などの身体的ストレスは高血圧、脂質代謝異常、血管の動脈硬化性変化を助長し、狭心症、心筋梗塞、脳卒中などが発症しやすくなることが明らかにされました（過労死問題）。またこのような長時間勤務による消耗度と抑うつ傾向とが平行関係をもつことも統計的に確認されました。このような保健衛生学的所見にもとづいて月80時間以上の残業に対する事業主の対策義務が指示されたのです。

さらに最近の報道では、厚労省は長時間労働を具体的に数値で示すことを検討しているとのことです。たとえば時間外労働時間が1カ月160時間以上、もしくは3週間で120時間以上、もしくは連続2カ月で1カ月あたり120時間以上、もしくは3カ月連続1カ月当たり100時間以上の場合、ストレス度が「強」と判定され、それによるメンタルヘルスの障害は、ただちに労災と認定される可能性が示唆されています。

そのほか、急に仕事量が変化して労働時間が増加して1カ月に100時間以上の時間外労働となり、その後も業務に多大な労力を費やした場合も「強」。1カ月で80時間以上の時間外労働や2週間以上の連続勤務は「中」と判定されます。

しかし残業問題は、残業を厳しく制限するだけでは終わらないのです。なぜなら労働時間は適正化されたとしても、労働内容が量的に変わらなければ、逆に非常にきついことになるからです。正規の労働時間内の勤勉度をうんと上げなければならないのです。

限られた時間とはいえ勤勉さ集中力を維持することには限度があります。しかもリストラによる人員削減が重なることも多く、単位時間の労働集約度を倍増せよと言うような方針では、労働時間は適正化されたとしてもストレス度は変わらないということも現場からは訴えられています。むしろ業務量に応じて月10時間くらいまでは緩衝的意味での残業時間をもってもいいとしたほうが気持ちにゆとりが生まれるようです。

2　キャパシティを越えた過大な負荷

あまりに要求されたことが大きいと途方に暮れ、無力感が生じるでしょう。何とか問題にとり組もうと努力しても、それぞれがもっている許容能力の限界を越えることはできません。もちろん会社自体が厳しい外圧下にあるため、社員全体にそのような過酷な重圧が加わることもありうるでしょう。

どれくらいなら許容できるか、そのキャパシティには量的にも質的にももちろん人ごとに絶対的限界はあります。しかし限度内では増進させる工夫が可能だと思います。いわゆる適材適所といわれる労務適性にそった配置はその点で重要です。

不向きな人はどんなに努力しても、その方面に向いている人に比べて、業務達成度が劣るのは仕方ありません。苦手意識からストレス感も起こりやすいでしょう。オールラウンドに力量があるという人は少数派で、平均的にはやはり得意不得意分野というものがあるものです。外回りで顧客に直接接する営業分野と、総務的なさまざまな管理業務や最近では特に不可欠の情報システム分野などのように、業務の性格が180度違っていることもあります。

極端な言い方ですが、人間関係での交渉力や社交性に意欲を燃やすタイプと、技術革新にわくわくするタイプとでは、活躍分野が異なって当然です。そのような適性をすべて反映できるような職場などありえないでしょうが、人を活かすとしたら適性を重視するしかありません。

しかし教育や研修によってキャパシティを増大させることが可能になります。それによって適性の壁をある程度までは乗り越えることができるかも知れません。どんな職場にも専門性（知識と技能）がありますから、配属されたなら教育がなされなければばなりません。

ヒューマン・サービスの現場では教育によるスタッフの養成は特に重視されていま す。他の業種でも、仕事の忙しさをなんとか差し繰って、スタッフの専門能力増進の ための教育がなされる必要があります。教育は教える側にとっても自分の経験と知識 を見直すためのいい機会になります。そのように業務現場での教育活動は、経験者に も初心者にもそれぞれに有益な場となるものだと思います。

さらに個人のキャパシティーの限界は、チームワークや支援によって広がることが あります。上司や仲間に助けられて、はじめは無理だと思っていた仕事を終えること ができたなら、その達成感は格別なものになると思います。

それとは逆に、適切な支援がないままキャパシティを越えた状態が続くならば、い ずれ心身の消耗状態におちいらざるをえないでしょう。そのような非情な状況では、 働くものはすでに述べたように孤立無援感におちいりがちで、ストレス度はどんどん 高まります。どんなレベルであれ、能力的限界ぎりぎりで仕事をしなければならない ような過酷な状況に置かれている人に対しては、支援もしくは理解が絶対に必要です。 共感をもって見守る体制がなければならないと思います。

3　ハラスメント

職場のストレス要因を尋ねると大多数の人が「人間関係ですね」と答えられます。そのニュアンスは単純なものから、部外者にはなかなかうかがい知れない微妙なものまであるようです。配属された新人が何人も半年もたたずにダウンするような、高圧的な上司の態度がいかにストレスフルかはだれにもわかります。わからないのはおそらく当の上司その人だけでしょう。

組織は目標を一つにした機能集団で、構成員は互いに味方であり同志であると思うのですが、実際には内部に権力競争もライバル意識も起こらざるをえません。他面でそれが、切磋琢磨のダイナミックな活気になっていることも否定できないでしょう。それに絡んださまざまな形の人間的ストレスは、避けがたいことだと構えるほかありません。しかしつぎに述べる他者配慮性の欠如に起因するさまざまなハラスメントとなると問題です。

最近指摘されていることは「繁忙のためゆとりがなくなると、他者配慮性が失われ、ハラスメントが起こりやすくなる」という傾向です。他者配慮性とはわかりやすく言うと、自分の都合や要求を一方的に優先することはしない。そして相手の立場や事情、気持ちなどを汲んだ思いやりや度量のある態度を優先しようとすることです。たとえ少数であれ何人かの人によってこのような心づかいがされていれば、その職場はハラスメントの起きにくい職場になるでしょう。

しかし多忙や業績低下など部署自体が強いストレス状況にある場合、そういう心づかいもできなくなり、部内の良好な人間関係を支えきれなくなってきます。「もっとがんばれないのか」「ちゃんとやっているのか」というような不信感や不満。それらは上司が自分の不安をかかえきれなくなって、イライラと弱い立場に八つ当たりする結果起こりやすいことです。部下のほうからは「丸投げじゃないか」「説明責任も果たせないような理不尽な要求だ」という批判や幻滅、投げやり、サボタージュ心理などが目立ちはじめてきます。こうなると負のサイクルが回るだけです。

心理学者は、スケープゴートを求める無意識の集団心理がはたらくことを、くり返し指摘しています。集団の欲求不満を解消するために、はけ口としてだれか一人を犠牲に供する。これは不満や不安、怒りなどの否定的感情でいっぱいになった集団で発生する退行的心理傾向で、個々人の意識を越えた力をもって蔓延すると言われています。そういう事実がわかっていますから、ハラスメントを考えるとき組織のこのような集合的心理状況の有無にも配慮しておく必要があります。

しかしクリニックなどで診ていると、相性とか感受性という個人的側面が問題になるハラスメントも少なくありません。たとえば気の強い性格と気の弱い性格というような相性の衝突がもろにあらわれると過酷です。励ますつもりで荒っぽく叱ったとしても、日ごろお互いの交流が欠けていれば、そういう親心を知る前に萎縮し恐怖してしまいます。

組織の中で高い立場と役割を与えられた人は、パワーをもつわけです。そのパワーに先に述べた他者配慮性が少しでも加わらないと、パワーハラスメント（権力をもつ者がその立場を利用しておこなういやがらせ）が頻発するようになります。本来なら権力には力ある者の義務というか、ある種のノーブレス・オブリージュ（高位者がもつべき義務）が伴うべきだと思います。

パワーハラスメントが労働災害の原因と見なされた事例があります。「おまえはダメ人間だ」「あなたのＤＮＡがこの仕事に向いていない」などの幼稚な悪口を投げつけ、スタッフ同士のレクリエーションに参加することまで妨害するようないじめが一上司によって行なわれたそうです。ハラスメントによってこの方は自殺にまで追い込まれたわけです。

ここまで粗野なやり方ではなくても、非常に横暴で相手の人格的尊厳や気持ちを無視したハラスメントはかなり広く見受けられ、なかなか根絶されません。対等の立場でない酒席で酔って説教や批判をほしいままにするようなことは論外で、上席者にはモラル意識の低い言動を厳につつしむ強い覚悟が求められています。

モラルと習性とは時代や社会によって変化することがふつうで、そのため移行期にはしばしば摩擦を引きおこします。セクシャルハラスメントとジェンダーハラスメントに対する批判が強まっているのは、男女間の機会均等と新しいモラル的関係が求められていることを理解できない組織と個人の鈍感さに問題がありそうです。

とりわけジェンダー（社会的性別）とセクシャリティ（生物的性別）の区別を重視するようになった現代社会では、性的意味のいやがらせ（セクシャルハラスメント）だけでなく、上司や同僚からの容姿・年齢・結婚（離婚等）などに関する発言自体が嫌がらせ的意味合いをもつ（ジェンダーハラスメント）ことが問題になります。

多くのアンケートで女性職員の半数がそういう嫌がらせを受けたと訴えている事実は、ジェンダーギャップ（性差による価値観や行動のくい違い）を理解しようとしない頑迷や軽率が依然として根深く残っていることを示しています。ここでも相手の立場を尊重するという基本的モラルが求められているのです。厚労省の新しい労災規準はセクハラ的言動と対策不備は独立のストレス要因と評価し、注意を喚起しています。

以上がストレス要因のビッグスリーですが、重いストレス状態の発生過程でチェックしなければならない要因は他にもいろいろあります。くり返し述べているように、平時において竜巻のようなストレス状態がたった一つの要因によって発生するということはまずありません。複数の要因がからみ合い増幅し合う過程がはたらいているのです。それゆえ逆に見れば、そのどれか一つでも早期に除くことによって、大きなストレスの竜巻を未然に予防できるかも知れないのです。ひき続いてその他の注目してほしいリスク因子を挙げますが、これから列挙するのはストレス要因の問題であるとともに、ストレスを受ける人の問題でもあるという視点をもちながら見ていきたいと思います。

4　不調に気づくことへの困難

ストレス予防教育の要諦は自分のストレス状態に早く気づくことにありますが、いろいろなバイアスのために自分の不調に気づかないことが指摘されています。「気持ちのもち方次第だ」とストレス状態を無視する精神主義。「ほかのスタッフが頑張っているのに自分だけ休むわけにはいかない」と無理を重ねる順応過剰。後にも述べるように、その人の性格属性が自分の不調の認識を妨げていることが少なくありません。

アレキシサイミアという言葉を聞かれたことがあるかもしれません。ア＝否定・レキシ＝読む・サイミア＝感情で、感情失読症などと訳されることがあります。これは自分の身体的状態（特に不調感、疲労感、緊張感など身体的感情）に対する気づきが起こらないことを一つの病的心理として取りあげた心身医学の概念です。心身症や自律神経失調症状の基礎にあるものとして研究されています。自分のコンディションの変化に過敏になる必要はありませんが、適切な内省力を保っていることが大切です。

図7　デマンド・コントロール・モデル

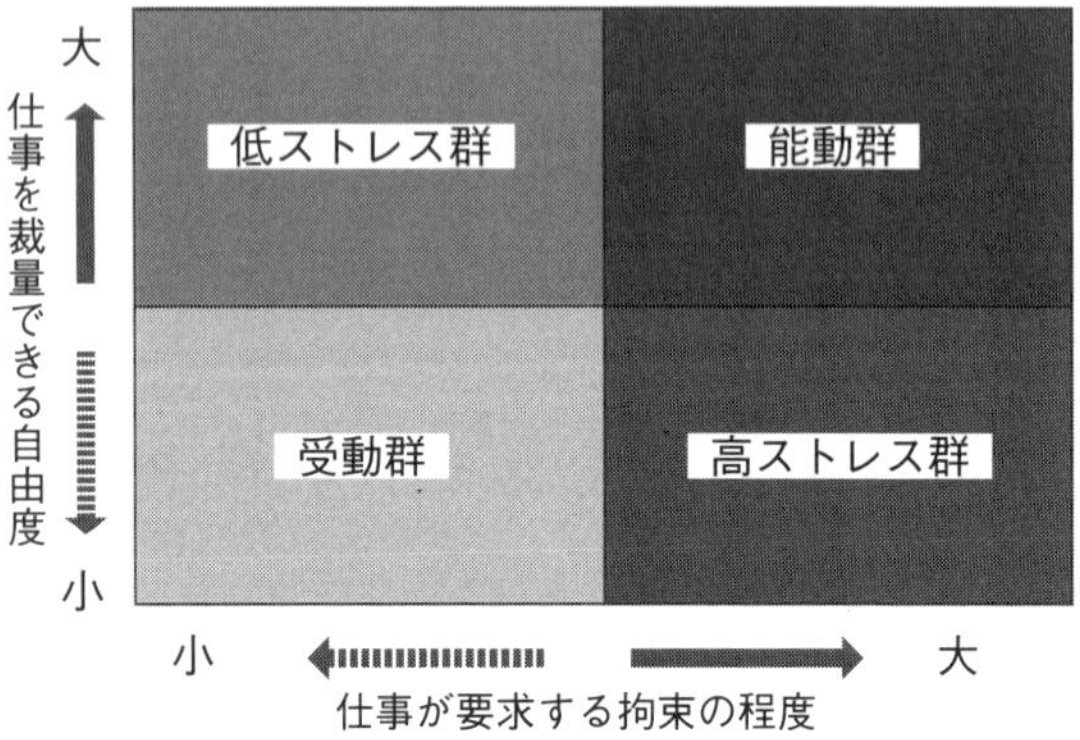

5　ジョブデマンドとコントロールとのかね合い

ジョブデマンド・コントロール・モデルというものによって、仕事のストレス度は単純に仕事量だけから決まるものではないことが示されています。図に見るように横軸に仕事の要求度（デマンド）をとり、縦軸に仕事への自己裁量の自由度（コントロール）をとります。そうすると仕事の要求度が相当大きくても、自分でコントロールできる余地が大きいとデマンドによるストレス作用は小さくなり、むしろモチベーションが高まることさえあります。逆に期日ぎりぎりに膨大なノルマが残っている場合のようにデマンドの拘束度が極端に強まると、ストレス作用は非常に高くなります。

業務状況がこの図のどの位置にあるかを考えて、高デマンド低コントロール状況になってしまわないよう配慮することによってストレス状態を予防することが大切です。なお後に述べるように、労働ストレスに対するこのようなアプローチは最近のストレスチェック制度を支える一視点となっています（Ⅱの第三章参照）。

6　ストレス要因となりやすい性格特性

性格の特性はすべてプラス面にもマイナス面にもはたらきます。性格特性を考えるときには、問題の特性がほどよい範囲で発揮されているかどうか、他の性格特性とバランスがとれているかどうかに注意した見方が大切です。

ストレス要因になりやすいとされる性格特性でも、その多くが、適切に発揮されれば有能さや協調能力としてはたらくものであることが少なくありません。典型として知られている性格特性やタイプで、ストレス耐性やメンタルヘルスに関わりの深いものをいくつかランダムに紹介します。

「タイプA行動」型

これは狭心症や心筋梗塞の原因になる冠動脈硬化を促進する性格特性として知られているものです。性格的には競争的、攻撃的、野心的。行動的には機敏、性急でつねに多くの仕事に巻き込まれている猛烈社員型。

このタイプの人はいつも時間に追われ、しゃべるのも食べるのも歩くのもせかせかしがちです。またいつも競争しているようで次々に仕事を引きうけてしまう。まるでストレスが多い生活を求めているかのように仕事を引きこんでしまうのです。自分のストレス度には鈍感であることもありますが、わかっていてもやめられないタイプでもあります。

「強迫傾向・完全主義傾向」型

この性格傾向をもつ人の性格特性は、几帳面で秩序を重んじるが、形式にとらわれやすい。ものごとが予定どおりにいかない、納得できるまで完全にできないと気が済まない。中途半端やグレーゾーンががまんできない。生真面目で強情。しかしその分、融通がきかず臨機応変の柔軟性がない。そのため状況の変化にすばやく対処することが苦手。すべてかゼロか（オール・オア・ナッシング）という極端さに走ることもある。

　このような人は確認のくり返しや些事拘泥のために作業能率が上がらず、仕事をためこみやすく、それがさらに強迫傾向を刺激し、ついにストレス状態におちいってしまう傾向があります。

「執着性格・メランコリー親和」型

うつ病になりやすい性格特性とされていますが、むしろうつ状態の苦悩を増幅させる傾向をもつ性格特性と考えたほうがいいでしょう。それはストレスを発散して予防線を張ることがうまくできず、自分を責めがちな性格だからです。仕事熱心、几帳面、良心的で責任感が強い。自分への要求が強く、いつもさまざまな「〜ねばならない」という気持ちに追い立てられています。

　自分が決めたことが達成できないと自分を責め、そのために他人に負い目を感じる傾向が強い。過剰なまでに責任を感じ「もっと頑張らなければならない」と自分を追いつめてゆく。ついには消耗し自責的なうつ状態になるまで休めないタイプです。

「社会性の未成熟」型

最近とりわけ若い人に見られる特殊な行動様式と性格特性をもったうつ状態が話題になっています。それに対して「非定型うつ病」の診断名が提案されたり、マスコミ発の「新型うつ病」の呼び名が流行したりしています。うつ病の診断書を提出して休むまではいいが、その後が変わっています。

休んでいるあいだも自分の好きなことには取り組める。スポーツしたり旅行に出かけたりは可能で、重い抑うつ感がずっとつづいて寝込んでしまうようなことはほとんどない。しかし仕事に戻る話になると本調子でないと言って復職への努力がみられない。時には職場で叱られたことが原因だとし、もともと自分には合わない仕事だったと責任を外に求め、別の分野なら十分にやれる自信があるなどと異動を要求します。このような事例ではやはりストレスへの性格的脆弱性に原因があると考えたほうがいいと思われます。

その場合、社会的自己という側面の未成熟さが問題になります。従来のうつ病の典型は先のメランコリー親和型とされていました。つまり社会的役割や責任を重視しそれに応えようと倒れるまで働くメランコリータイプでした。それに対して未成熟タイプは、自分の都合や要求を中心（自己愛的）に社会的関係を見ているようです。そのため会社で期待される役割より個人生活を優先しがちになります。その結果その行動は会社には逃避、甘え、自分勝手と受けとられる特徴をもつことになります。会社に情緒的帰属感を抱くことが薄く、むしろ計算合理的で病休取得などの権利意識はしっかりしているようにみえます。

組織への帰属心が薄いということは、帰属心によって培われる個人を越えた公的関係への責任感（公心）が私的関心（私心）に屈しやすいことを意味するでしょう。そういう一種のギャップに対していたずらに負の感情をもたず、未熟な帰属感情に期待するより、きちんとした条件交渉でのぞみ、場合によっては社会性の成長を促すような教育的配慮が重要になります。

「過剰適応」型

たとえば職場の人々と協調しながら、自分に課せられた仕事をこなし、与えられた役割を果たすことができているとき、その人はよく適応できていると言われます。このように組織の人々の中で、外からの期待や要求に応えていくことは、社会生活において自分が評価されるための不可欠な要素です。しかしほんらい自分を正当に評価してもらい、自分を守るための適応が、行き過ぎて自分を追いつめる方向へはたらくようになると、適応しすぎ、すなわち「過剰適応」と呼ばれる状態を招きます。この傾向があまりに度を過ごすと「自己破壊的同調」などともいわれ、適応不全を起こすことになります。

職場などで相手に合わせすぎ、「ノー」と言えない性格特性から、必要以上に自分を殺し、まわりに合わせることしかできないため、適切に自分を主張することができず、かえって複雑な問題を引き起こしてしまうタイプの性格があります。そのような人は人の気持ちを読もうとしたり、言動を気にしたりするあまり、自分が疲れ果て、しかも逆に相手に迷惑がられ周囲と合わなくなりがちです。

また、過剰適応傾向の人は、自分が自分を押し殺し同調しているように、相手にも自分を押し殺す態度を期待しがちです。そのため周りの人々の自己主張的言動に傷つきやすく、場合によっては怒りを内攻させるようになることがあります。どこかでその怒りを爆発させ、周囲との関係を壊してしまい、それまでじっと自分を押し殺してきた成果が水の泡になってしまうようなことが起こります。

そこまで極端ではない過剰適応傾向は、ストレス状態で仕事のパフォーマンスが落ちてくると、期待に応えられないことや評価を失うことを過度に心配し悩むタイプの性格特性としてあらわれてきます。臨床心理学で適切な自己主張を身につける（セルフアサーティブ。192頁の「アサーション・トレーニング」参照）ことが推奨されていますが、それはこの性格特性のために適応不全を感じている人が相当多いことを示しています。

いわゆる発達障害について

最近「わたしは発達障害でないでしょうか」とか「発達障害かもしれないので検査してもらうように上司に言われた」などの相談が目立つようになりました。発達障害と診断される代表的なものが注意欠陥・多動障害（ＡＤＨＤ）とアスペルガー症候群（ＡＳ）です。この二つについてはつぎのような特徴が症状として指摘されています（星野『発達障害に気づかない大人たち』より）。

ＡＤＨＤでは多動（いつも落ち着きがなくソワソワしている）、注意散漫（気が散りやすく、集中できない）、衝動性（後先考えず思いつきで行動してしまう）、仕事の先延ばし傾向・業績不振（期限が守れず、仕事がたまる）、感情の不安定性（「大きくなった子供たち」）、低いストレス耐性（心配と不安が感情の爆発を招く）、対人スキル・社会性の未熟（空気が読めず、人の話が聞けない）、低い自己評価と自尊心（マイナス思考と募る劣等感）、新奇追求傾向と独創性（飽きっぽく一つのことが長続きしない）。

ＡＳでは対人関係（社会性も未熟、そもそも友だちを作る意欲がない）、言語コミュニケーションの欠如（会話のキャッチボールができない）、こだわり・興味限局傾向（一つのことに異常なまでの興味を示す）、感覚知覚の異常（味覚や嗅覚、触覚と聴覚の過敏）協調運動の不器用さ（スポーツや手先の運動が上手にできない）。

指摘されている特徴が日常生活に及ぼす影響の大きさは非常にさまざまです。しかし発達障害とされる分野で体系的分類が打ち出されたことで、それまでわけもわからず苦しんでいたが、ようやく自分の悩みの正体を知ってホッとしたという声も聞かれます。ただし悩む側にとっても診断する側にとってもいまはまだ啓蒙期だろうと思います。診断法、治療法ともに普及は十分とは言えません。ですから残念ながら安易なレッテル貼りがしばしば見受けられます。

脳機能はきわめて多方面的なものです。したがって各方面の発達がかならずしも均等におこらない場合も当然ありえます。この分野での経験豊かな精神科医は、発達障害は「発達の凸凹《でこぼこ》」（杉山登志郎）や「発達アンバランス症候群」（星野仁彦）と見るべきだと言っています。脳機能発達の不均等による上記のような心理的社会的症状をしっかり把握して、そこでの基本症状と随伴症状との立体構造を理解するよう努めつつ、その上で自覚に立った適切な対策を講じれば困難の軽減が可能である、と。

しかし発達障害は10％前後の高い割合で存在すること、ストレス耐性が低く適応不全を起こしやすいこと、そのため就労等に支障をきたすことなど、予想以上に影響力の大きな問題となりそうなので、今後社会的規模での取り組みが望まれています。

7　作業環境

ストレス要因として作業環境のあり方はきわめて重要です。ストレスには心理的ストレスのほかに物理的ストレス、化学的ストレス、生物学的ストレスがあります。騒音や照明状態、室温と湿度、換気、机や椅子など事務用具の人体工学的適正度、電子機器端末のあり方など。また外界の気象学的変化に過敏に反応する体質も考慮すべき要因です。

部署における席順の配置なども微妙に人間関係に影響を及ぼしています。自分がだれの視界に置かれているかを敏感に意識して、たえず緊張がほぐれない悩みを訴える事例は少なくありません。

ある会社で「時・所・礼」のモットーが掲げられていたのを見て、それはどういう意味かと尋ねました。森信三氏（哲学者、教育者。修身の学を実践）の提唱ということです。時を守り（約束の時間を守る）、場を清め（掃除し整理整頓）、礼を正す（挨拶を交わし合う）。この三点が守られている職場はきっとうまくいくという説明でした。いかにも労働環境を考えるときに参考にしたい提案だと思いました。

8　通勤環境

都市部では電車やバスをつかって通勤する人がほとんどです。職住分離があたりまえで、2時間近く通勤にかかる場合もあります。遠いほど朝は早く、手段も限られます。当然ラッシュアワー現象が避けられません。もし前日の帰宅が遅かったりしたなら朝のラッシュは心身の大きな負担になります。また先にも示したように通勤電車の中は、閉鎖空間や混雑状態に対して過敏な人にとって、不安発作、便意尿意の切迫、パニックへの高リスク条件のそろった場所になります。

通勤環境からの負担によって労働者の体力が削がれていることが少なくありません。対策はなかなかありませんが、フレックスタイム制などの意義の一つはこういう負荷を減らすことができるところにあります。

9　評価

ある統計では若手社員の過半数が自分の評価に不満をもっているそうです。成果主義や評価の合理化がいわれ、多くの職場で自己申告と目標管理シートが導入され、考課目標の期末査定がふつうになってきているようです。評価の適正性をどんなに求めても、成果にいたる過程というものがあるかぎり、すべての労働者を納得させることはできないことです。結果のみでなく過程を評価できるような仕組みがあるといいのですがどうでしょうか。

努力と報酬の不均衡が大きな問題であることは、それを測定する方法が提案されていることからもわかります。例えば報酬を「尊重報酬」「職の安定性に関する報酬」「金銭・地位に関する報酬」に区別して評価する試みがあります。それによって全体評価への満足感を高め、労働の不平等さや部署のリスクを早期に発見することが可能になると指摘されています。

評価は非常に重大な課題ですので、それだけに努力と報酬の不均衡が著しいとストレス要因としての意味も大きくなることは言うまでもありません。

多方面から総合的に検討する

最後に、かつて厚労省が出した指示をまとめとして紹介します（図8）。それは労働災害としてメンタルヘルスが障害された可能性がある場合、次のような三領域にわたって原因を検討するよう指示しています。ストレス要因は、①職場の業務による心理的負荷、②私生活での業務以外の心理的負荷、そして、③本人の心身両面での特性から総合的に見なければなりません。たとえば職場での業務は順調でも、家庭や私生

図8　メンタルヘルスの不調

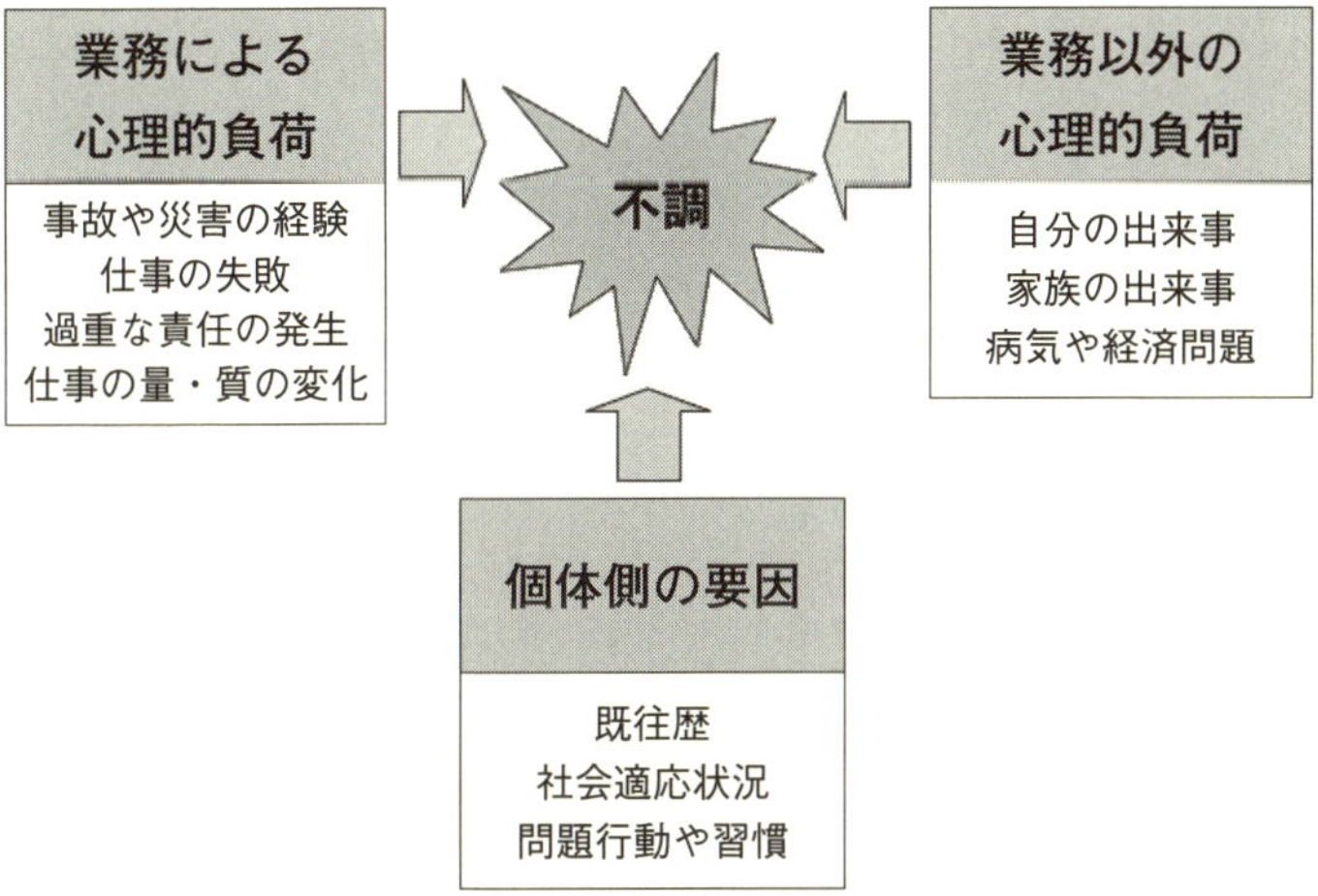

活での人間関係で悩み事が生じると、総合的に見てその人のストレスへの耐性は低下します。なお、131頁の図12も参照下さい。

これまで詳しく説明してきたように、労災だけでなくて、職場でのメンタルヘルス危機に対しては、そのような視野の広い検討が必要です。安易に一つのストレス要因を決めつけるのではなく、常にその生活の三領域にわたって、問題状況と悪循環を早期に発見できるよう、ヒアリングや相談に応じることができるようにしておきたいものです。

もちろんプライバシーは十分尊重し個人情報は守秘する態度が前提です。それに関わる社内資源については次章で説明します。

第四章　ストレスに耐える力

ストレスに対する抵抗力をストレス・トレランス（ストレス耐性）といいます。さきに述べたようにストレス状況は複数のストレス要因が作用して作り出しているものであるため、その渦中にある個人だけで対処することは困難です。組織を挙げた取り組みが重要になります。

ここではまず会社としてのストレス耐性強化のためにどのような方法があるかを述べ、その後に個々人ではどんな強化法があるかを考えていきましょう。

A　ストレス・トレランスを強化するための社内資源

心の健康づくり指針――四つのケア

厚生省は平成9年に「トータル・ヘルス・プロモーション・プラン」を発表しました。職場での健康問題についていわゆる生活習慣病（メタボリック・シンドローム）予防とメンタルヘルスとの二大テーマを喫緊の課題として公認したものです。全労働者のワーク・ライフ・バランスのために運動指導や保健指導がうたわれました。そして健康危機にある労働者には栄養指導とメンタルヘルス・ケアを進めることが勧告されたのです。その後、平成18年に「心の健康づくり指針――四つのケア」が発表されました。これらが現在まで職場のメンタルヘルス対策を導いています。

四つのケアの目標は、ストレス状態への気づき、ストレスによる障害の早期対処、治療への協力、復職の支援にあります。そして目標達成のために四つの場でケアが実践されることを求めました。

①セルフケア——一般労働者に求められるケア
・ストレスへの気づき
・ストレス対処能力の向上
・自発的な相談
・セルフケア推進のための環境整備
②ラインによるケア——管理系列に求められるケア
・労働環境等の改善
・労働者に対する相談対応
・ラインによるケア推進のための環境整備
③安全衛生部門——産業保健スタッフによるケア

50人以上の事業場は産業医を置かなければなりません。多くは嘱託だと思います。その他、社内衛生委員によって安全衛生会議を定期的に開催し、職場の安全配慮、労働災害の予防、職場の保健増進などを話し合うよう求めています。

図9　心の健康づくり指針——4つのケア

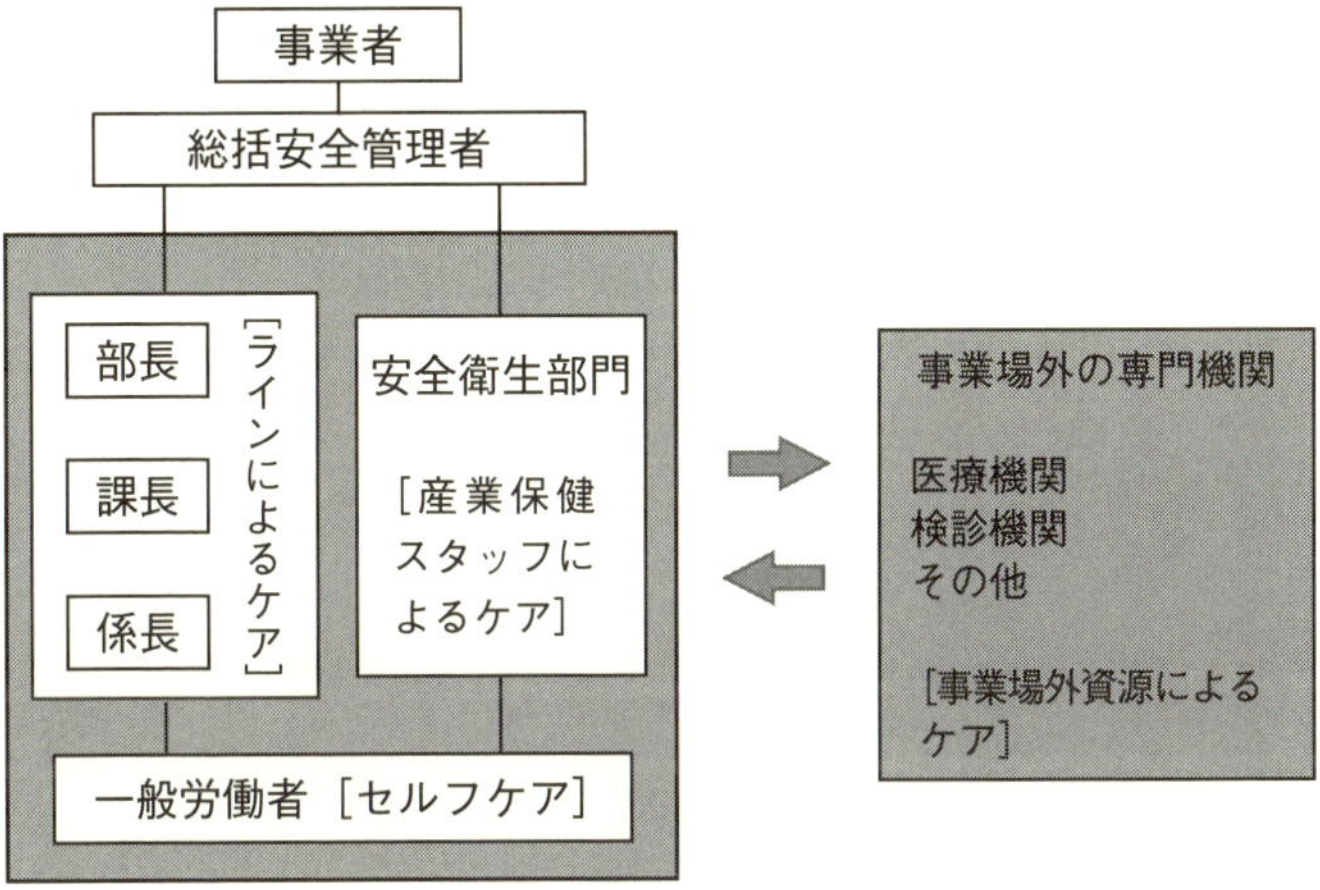

１０００人以上の事業場には専属産業医、保健師がいます。労働者が直接相談に訪問して相談したり、管理職者が部下等の健康問題を相談したりすることができます。自分の会社がどのような安全衛生部門を置いているかをあらかじめ知っておくのがいいでしょう。健康問題に対するもっとも重要な社内資源です。

④事業場外の専門機関——事業場外資源によるケア

各種医療機関や検診機関がこれです。安全衛生部門の産業医や保健師が紹介できる場合もあります。会社の業務内容や社内体制、あるいは社内文化などをよくわかってもらえる機関を利用できる利点があると思います。

管理職者の役割

会社としてストレス耐性を高める上で重要なのが管理職者の役割だと思います。前節で述べたラインによるケアになりますが、わたしはもっと管理職者個人の人格的存在としての魅力や器量の意義を強調したい気がします。

管理職にあるものが部下に対して、とりわけメンタル不調になった部下に対してどのように接したらいいのかと質問されることがしばしばあります。「このような言動は避けましょう」式のヒントはいろいろ出されているのでこれから紹介します。しかしそれ以前に、管理職者の人格が日頃から部下におよぼす影響力というものについても重視してほしいのです。そうだからといって具体的にどんな人物像が望ましいのかと言われても手本を描けるようなことではありません。人物というものは会ってはじめて「こういう人もいるのか」とわかる発見のようなものだと思います。

昨今一般の風潮として、人物あるいは人格からの薫陶を受けるというような見方が失われてきている気がします。そのためか年齢の違う人々のあいだの魅力的な交流は減り、世代間の絆の力が弱くなってきました。

先に社会性の未成熟は組織への帰属心をも薄くすると書きました。しかしそれは、先輩後輩の世代間交流が乏しくなれば、結果としていずれ生まれてくる未成熟さであろうと思います。人間関係の絆でもある世代間交流という求心力をなくした組織は、ストレス耐性をもちえないだけでなく、むしろそのような組織自体がストレス要因と化してしまうことでしょう。

これに関連して、社内の文化活動や文化施設などが果たす役割も指摘しておきます。大きな組織でなければ実現は難しいでしょうが、仕事帰りのクラブ的スペースがあったり趣味や研究の会などに集まったり、スポーツや同好の士で種々の活動が行なわれているところがあります。そういう文化的設備や交歓的活動は、その組織が事業場であることにとどまらない豊かさを生み出し、ストレスへの防波堤の役も果たすことでしょう。

ところで、商品などの管理で在庫状況を調べるのを棚卸しといいますが、職場のストレス状況も定期的に棚卸しのようなことができれば、ストレス対策としてさぞかし有益でしょう。方法としては、108頁で説明するアントノフスキーの健康生成論

▶困っているスタッフへの対応
1　日頃から積極的に声をかけるようにする。
2　話を聞くときは時間を確保してあること、評価の面接ではないことをはっきり伝える。
3　受容的・共感的な態度で聞く。
4　具体的内容を聞くようにし、結論をせかさない。
5　助言をしようと焦らない。まずは傾聴が大切。
6　忠告・批判・激励は避けた方がいい。
7　内容や表情から「ふつうでない」と感じたら保健スタッフに相談。

（健康に資する要素を見出し積極的に活用する自覚的姿勢）の視点が参考になります。

それは自分の部署のストレス抵抗資源とその資源の欠損との兼ね合いを部署のストレス度とみる、総合的な評価法です。つまりこれは自分たちの職場の健康生成力だと思われるものは何かをできるだけ多く棚卸ししてみます。それらは所属スタッフにとって、ストレッサーに対する全般的な抵抗資源として働くことが期待されるものです。

働きやすさを取り入れた環境、良好で頼もしい人間関係、規則や制度の運用の適正さ、日常業務と役割の明確さ等々。このような要素が十分にあるとその部署は繁忙期のストレッサーにも強靱に対処できる力をもつことでしょう。反対に抵抗資源に乏しい部署はストレス度が上がり、ストレッサーにも脆弱です。そのしわ寄せはスタッフに及び、成果にも影響するにちがいありません。

▶職場のメンタルヘルス・ケアにおける管理職者の役割

1　職場のコミュニケーションの促進。
2　職場のストレス要因の的確な把握。
3　部下をよく観察し、必要に応じて個別面談。
4　高ストレス状態にある者には業務上の配慮等の支援。

▶管理職者としてのふり返り

1　部下に荒っぽく接していないかどうか。
2　部下とのコミュニケーションはどうか。
3　あいまいな指示の出し方、丸投げ的なやり方をしていないか。
4　部下の仕事量の配分状態を把握しているか。
5　必要に応じて他部署や保健スタッフと連携できているか。
6　自分自身のセルフケアは大丈夫か。

今後行なわれるストレスチェック制度にもとづく集団分析（172頁）の網ではすくい上げられないようなプラス要因を見つけ、資源として意識し、部署で共有することはメンタルヘルス増進においに役立つことでしょう。

さて、管理職者はストレス状態にある部下に対して次のような事項を参考にして接してください。管理職につく時期にはその会社にすでに数年間は勤務していることがふつうだと思います。自分の経歴をふり返ると、1年目の苦労、2年目の苦労等々というふうに、各年次のポジションでどのようなストレスがあったかを想い起こせるのではないでしょうか。

そのように想像力をはたらかせて、自分の部下がどのようなことに悩んでいるのか考えてみましょう。

どんな場合も基本的態度は「相手の立場、相手の身になって考え、語りかける」ことに尽きます。多忙な日常ですが、管理職者としては自分の役割を自覚し、自分の態度をふり返る習慣をもっていただきたい。

90、91頁にストレス状態で困っているスタッフに対応するときの留意点、メンタルヘルス・ケアにおける管理職者の役割、そして自分をふり返るときのポイントとされているものをまとめておきます。部下のケアだけでなく、管理職にともなう責任や業務が増えるのですから、特に自分自身のケアも忘れないでください。

最後に、職場としてストレス問題に取り組むときに不調者に対しての配慮が重要になります。安心して療養できるために配慮し制度を整えておく必要があります。メンタル面の不調は回復まで長くかかることがあります。また経過中および復職後にも好不調の大きな波がきたり再発したりすることもあります。本人の了解をえて主治医と積極的に面談し、職場の状況を理解してもらうことも有用です。それは治療を助けるだけでなく復職への支援にもなります（158頁以下参照）。

それでも療養過程ではさまざまな要因から想定できないことが起こります。会社としては、就業規則に従ってよく相談し、本人の就労への意志を最大限サポートしていただきたいと思います。

B　個人としてストレス・トレランスを強化するために

ストレスに強くなるために個人ができることは、自分のストレス・トレランスを高めることです。類書にはいろいろな方法が提案されていますが、ここではまず第一番に生活の生理的基盤、つまり睡眠・食事・運動といった生体リズムの安定の上に二本の柱を固めることを勧めます。二本柱の一つはバランス、もう一つはカタルシスです。まずリズムから説明していきましょう。

1　リズム

安定した睡眠は健康の生理的基盤です。サーカディアン・リズムという24時間の生体リズム（体内時計）を乱すことがなければ、ストレスに対して強い抵抗力を保つことができます。もちろん適度な睡眠時間には個人差がありますので一概には言えませんが、少なくとも6時間以上の睡眠を確保できるよう心がけてください。また目安と

▶ストレス対策の第一歩

1　ストレッサーとストレス状態に気づくこと。
2　自分で出来る健康作り（セルフコントロール）を心がけること。リズム―バランス―カタルシス。
3　ライフスタイルを見直してみること。
4　サポーター（家族、仲間、医療者）の存在を意識すること。

して一週間に合計45時間くらいの睡眠を目標にするといいと思います。

睡眠の貯金は生理的にむずかしいのですが、かなりの寝不足でも睡眠の借金は1、2時間長く眠ることによって返済できることが知られています。週末にはその1週間の寝不足分を補い翌週に寝不足を持ち越さないようにしてください。長期の慢性的寝不足は心身両面に大きな影響を及ぼします。

食事もまた生理的基盤として重要な要素です。食習慣にも大きな個人差がありますが、定時の食事は生体リズムを強めるいい刺激にもなります。またダイエットや治療食のように適切な栄養管理下で食事を制限せざるをえない場合でも、日内リズムを考慮し、規則正しい食事摂取を心がけましょう。

適度の運動が重要なことは言うまでもありません。多数の指南書が出回っていますので、自分に合った質と量の運動を生活に取り入れましょう。しっかりした活動と休息のリズムはストレス・トレランスの要になります。

2　バランスのとれた生活

仕事のコントロール、特に時間管理が重要です。ワーク・ライフ・バランスがうまくいくためには、職場や仕事への拘束度が鍵になります。

ある外資系の女性社員ですが、仕事への拘束があまりに大きかったために疲れ果て自主退職した後、こうふり返っています。仕事量が半端ではなかった。性格的に頼まれると引き受けてしまう。それが自分を苦しめていた。自分が抜けるという選択肢は許されない、こんな状態を見捨てることはできないと思い込んでいた。家に帰って夜中まで仕事。異常なワーカホリック状態だった、と。

また経営コンサルティングの仕事で数年のキャリアをもった男性でしたが、中途採用で入ったところ仕事をしても減点法評価、チームで成果を喜び合うという雰囲気がなかった。職場への不満もあって、一度断念していた司法試験に再度挑戦したい気持ちを抑えられなくなった。ロースクールに通い始め、仕事との両立をめざした。仲間の激烈な勉強量に刺激され睡眠時間を4時間くらいに減らして頑張ったが、2年後ついに体調をくずしてしまいました。

この2例とも精一杯がんばったのですが、結果としてワーク・ライフ・バランスを失ってしまいました。ワーク・ライフ・スリープ・バランスというのが最初の標語で、1日の時間を「8―8―8」（労働―余暇―休息）に配分するＩＬＯの提案と聞いています。いい助言ですがそれだけでは形式的すぎる気がします。実際には労働と自分との関係はもっと複雑な関係になっています。しかし、ライフサイクルやおよそ40年にわたるキャリアを通して、この関係が大きくバランスを崩さないようにすることはなかなか大変なことです。そのための意識を高め工夫をこらすことが必要になります。

またワーク・ライフ・バランスを日内の時間配分とみるだけでなく、個人の内面に応用することもできます。自分の中の「仕事人間」と「余暇人間」という二つの面がバランスよく調和しているか、と立ち止まって考えることもメンタルヘルス上有益です。仕事人間の一形態に、組織での役割が自分のすべてだと思いこむタイプがあります。そのような人が役割から離れ、取り残された空っぽな自分を見出して途方に暮れるという事例がみられます。このようなアンバランスな状態を「役割に同一化しすぎている」と心理学で言います。

心理学者のウイリアム・ジェームズは、複雑で多様な社会に生きる現代人はいくつもの相互に無関係の役割をもち、その役割ごとにちがう自己を演じなければならなくなったと言いました。またオランダの精神医学者にして歴史現象学者であるヴァン・デン・ベルクは、「引き裂かれた社会の中での引き裂かれた自己」という現代社会の問題を投げかけました。

家庭と社会、さまざまな公的組織、私的集まりなどひとりひとりが複数のグループに所属し、いくつもの役割を引きうけていることが多くなりました。その役割の内容も流動化しています。たとえば性別による伝統的役割なども、男の役目、女の役目、父の役目、母の役目という比較的固定していたものが、ジェンダーの機会均等によって境界があいまいになってきました。またそれぞれの役割からくる要求が、一人の人間の中で矛盾したり対立したりするような葛藤も増えているかも知れません。

このような役割と自分との関係から生まれるストレスに強くなるためには、バランスの中心に自分がいることに気づき、多くの役割を引きうけているこの中心の自分を見失わないことが肝心です。どんな役割を果たしているときでも「その人らしさ」という感じがともなっています。そういう「自分らしさ」は、役割そのものからではなく、引きうけているその人の人柄、それどころかその人の人格（パーソナリティ）からきたものなのです。

すべての役割を束ねている自分というものをしっかり保つこと、それはエゴイズムのように自己中心的にふるまうことではありません。どんな役割にも解消できない自分、役割の次元を越え、年を経ながら生きて死んでゆくまで一貫して存在している人格という自分に気づくことです。人生を成熟の過程とみるなら、この自分というものが成熟してゆくのです。

最強のストレス・トレランスの拠りどころは、このような人格という基盤にあります。

3　カタルシス

日常生活型ストレスの分析が明らかにしたように、日々の生活を成り立たせている人間関係や茶飯事がストレス作用をもつことがあります。それは発散しなければマイナスの反応的情動として日ごとに積もってゆきます。実はわたしたちは、特に意識することなくそれを発散させています。

たとえば夜の熟睡は自然から与えられた発散過程とも言えるのです。朝目覚めると前夜の重苦しい気分が影も形もなくなっていて、新しい一日を始めることができたというような経験は、だれにも覚えのあることです。カタルシス体験もまたストレスに対する心理的対処法としてそれぞれに経験しているものです。

カタルシスとは「おさえられていた感情が抑圧から解放され気持ちが晴れる」ことです。もともとは悲劇が観客の心を浄化する効果（アリストテレス）を説明することばでした。たとえば感動的な映画を見終わって夢のような世界から現実にもどると、旅から帰ったような充足を感じています。このような感動体験はストレスの緊張に締めあげられているこころをほぐし、なぐさめ、よみがえらせる力をもっています。この力はこころに堆積したちり芥を洗い流してくれます。

カタルシス体験は深い感動の体験でもあれば、またくつろいだ雰囲気に浸るひと時でもあります。仲間との会食やおしゃべり、スポーツや旅行のようなリフレッシュ過程の中にもカタルシス体験はあります。ありとあらゆる楽しみはこのようなカタルシスを含み、抗ストレス作用をもっていると言えます。

図 10　カタルシスの諸相

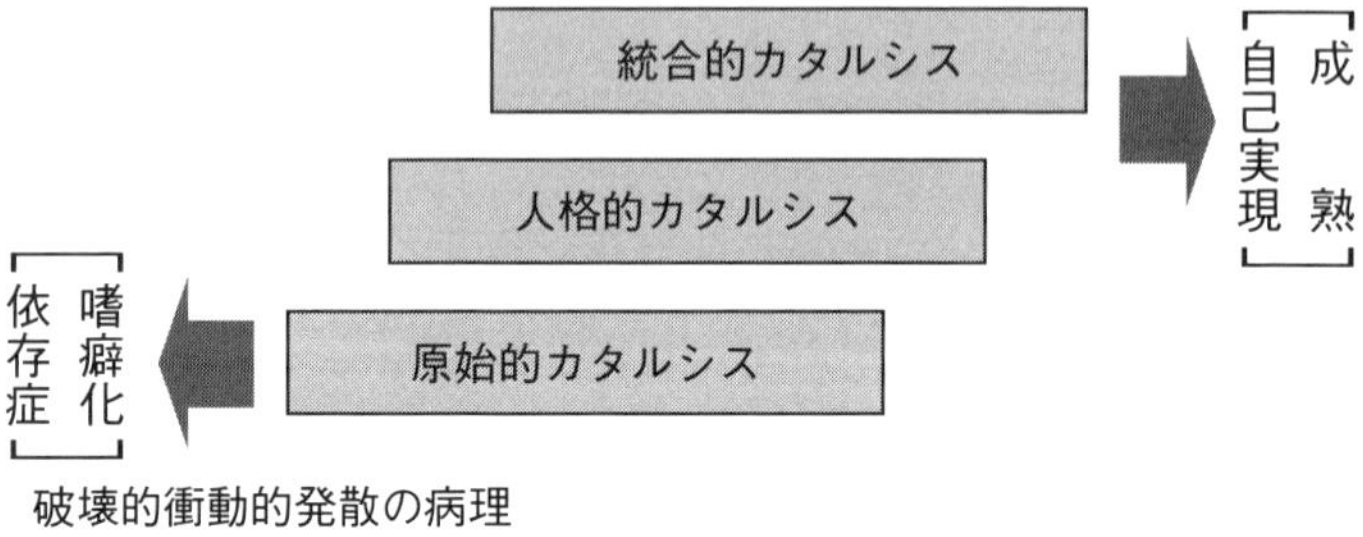

しかしとりわけ大切なのは日常生活の中のもっとささやかな出来事がもつカタルシスの作用です。人の親切や優しさ、見過ごしがちな周囲の自然、家族や仲間の存在、読みかけの小説や来週の計画などなど。ささやかだが掛け替えのないそういうものに気づくと、そのカタルシス効果はさらに強まります。日常にかくれている感動の種を積極的に探し出す気持ちをもつことは、ストレス・トレランス強化に大いに役立ちます。

ただカタルシス体験に落とし穴のあることを忘れてはなりません。ストレスから病理的なカタルシスを求めることがあるのです。第一章の番外で触れたように、過度のギャンブル、自暴自棄の飲酒やドラッグによる酩酊、衝動的過食などは自傷への衝動も含めて自己破壊的なカタルシスへの逃避になります。

わたしはこれらを原始的カタルシス（病理的発散）と呼んで、それがもつ生活破壊力を警告しています。そこは癖になって抜けられなくなる泥沼だと心得てください。

カタルシス体験として重要なことは原則としてそれが人と共感できる楽しみの中のカタルシスであることです（人格的カタルシス）。そういう共感的カタルシスの輪はわれわれを孤立から守る砦にもなるでしょう。また人格的成長を強くうながす体験（統合的カタルシス）のあることも指摘しておきます。

その他にストレス・トレランス強化のために有用と思われる生活上のポイントを指摘しておきます。

4　経験量をふやす努力

先の項目では役割に偏りすぎたときの否定的影響を強調しましたが、ここでは役割の肯定的側面、専門的スキルや知識を身につけることで自分のアイデンティティあるいは自己評価を高めることの重要性を指摘します。事実、役割をとおして得られる経験、特に職場でのキャリアは、ストレス・トレランスにとって重要なものです。職業人として自信を持つことは、人間としての自信にもつながります。

また特に若いあいだは事業の多方面にわたる専門業務を経験する機会（異動）を人

生設計の中で積極的に利用したり、研修機会などを活用したりすることも必要です。資格獲得の自主勉強は、自分の経験を客観的に見直す機会にもなります。

5　リスク管理の考え方をもつ

ストレス状態は心身に対する有害な危険で、ときには致命的な影響を及ぼすことがあります。その意味で各種のストレス要因はハザード（危険）と考えなければなりません。ハザードにさらされる可能性をできるだけ小さくすることがリスク・マネージメントの考え方です。それを応用したストレス・コントロールやストレス・マネージメントのすすめが説かれています。

職場環境のストレス要因については先に、過大な長時間労働、許容能力を越えた過大な負荷、ハラスメントといったビッグスリーを中心にいくつか説明しました。その他、職種や部署によって異なる危険がたくさんあると思います。

その中で処理できるもの、回避できるもの、自分の見方や考え方を変えることで無害化できるもの等々あると思います。それらをストレス・リスクとしてしっかり意識

▶ささやかなストレス・リスク管理

こころはダムのように流れ込む水が多すぎると決壊します。容量に限度があるのです。次はあるカウンセラーの報告です。

最近の経験です。帰宅するための電車のホームへの階段を降りていたところ、後ろから突然男性の大きなくしゃみが聞こえてきました。とてもびっくりしました。その後すぐに、別の女性のカバンが身体に当たりました。何か突き飛ばされたような感覚になりました。一つ一つは些細なことで、それだけならストレス反応も生じないのでしょうが、短時間で連続的に起きたことで、交感神経系が静まる前に次のストレッサーが来てしまい、放水が間に合わなかったという感じです。その後音楽を聴きながら目をつぶり、深呼吸でしのぎました。ささやかなものですが、何とかリスク管理に成功しました。

し、未然に管理する習慣を持つことは、自分のストレス・トレランス強化に欠かせないことです。

リスク管理ではまず「ヒヤリ・ハット」報告（事故にはならなかったが「ひやっとした」「はっとした」瞬間を記録する習慣づけ）が取り入れられます。意識を高める訓練です。ストレス・リスクの場合でも同様です。自分にストレスがかかっていることに気づいたら、「ストレスを解消するぞ！」とさらに意識的に対処する。それが効果をいっそう高めると言われています。段階的にみると次のようになります。

①　自分に起こっていることを理解する。どれだけ客観視できるか。

②　自分の状況（自分と環境の関係）を分析する。この段階では自分の考え方の習性からくるゆが

んだ認知に注意。認知行動療法ではゆがみのパターンを整理してくれています。189頁に参考例を載せました。

③自分にできる対処法を実行する。

6　自分の反応パターンをふり返る努力

すべてかゼロか（オール・オア・ナッシング）の反応はよく見られる困ったパターンの一つです。一部分批判されただけなのに全部が否定されたように感じてしまう。短絡的な反応（休む、辞める）が連鎖反応のように起こることも少なくありません。前項のことばを使えば、それはリスクが非常に高い人ということです。類似の反応パターンとしてすぐに混乱する（「パニックになりやすい」）弱さがあります。いずれも問題をいったん受け止めて、時間をおいて客観視することができないことが特徴的です。結果としてストレス状況に巻き込まれ平静さを失ってしまうことになります。

ふつうだれでもやっかいな問題に出会った直後は、さまざまな否定的情動が呼び起こされるものです。焦り、困惑、怒り、不快感、恐怖、悔しさ、自信喪失、不安などなど。

そういう自分に起こった感情的反応を受け止め一呼吸おくことが、ストレス・コントロールには必要です。起こった問題に対処する方法を考え、それに向かうことができるための、心理的余裕を回復することをまず優先します。そうすればその後に、「この失敗を自分にとっていい経験にしよう」と気持ちを切り替えるゆとりを取りもどせる場合もあります。

しかし自分の気持ちの動揺にいつまでもこだわり、それどころか手助けしてくれない周りにいらだって、「いつもそうだ。自分のことをわかってくれない」などと憤まんを他に転嫁にしてゆくこともありがちです。両方を比べるなら、どちらがストレス・トレランスを高める対処法であるかは明白です。これについてはさきにラザルスの情動中心型コーピングとして詳しく触れておきました（51頁参照）。

もう一つストレス・トレランスを低下させる対人反応パターンがあります。先に紹介したものですが（75頁参照）、診察をしているとかなり頻繁に出会うタイプなので、ここでもう一度別の角度から触れておきます。それは適切な時期に「できません」と言うことができない過剰適応型です。

自分にかけられた期待や要求に一所懸命こたえようと頑張ります。頼みやすい人と思われるため仕事も集まってきます。それでも期待を裏切ることはできないという気持ちが強いあまり、仕事を引き受けすぎることになります。休むことに罪の意識さえ感じるタイプです。挙げ句の果てにはにっちもさっちもいかない状況に追いこまれてしまうことになります。有能な人が多いのも特徴です。こういう傾向を自覚したなら、どこかで歯止めをかける意識を強くもつべきだと思います。

その他にも職場などでストレスをため込みやすい性格的パターンがいろいろ指摘され、しかも簡単な検査法で発見できることが少なくありません。機会があればそういう心理検査法を試みてみるのも自分の心理的習慣を考える一つの方法だと思います。

7　自分の健康法をもつ

健康法というと世の中にあふれるほど紹介されています。おそらく現代のようなストレス問題などなかった時代から人間はさまざまな健康法を開発していたに違いありません。ここでわざわざ健康法のことを言うのは、それがストレス・トレランス増強に活用できるからです。それも、極端な言い方をすると、有害でなく自分に合う、つまり毎日くり返し続けることができるものであれば何でもいいのです。

ウォーキング、ジョギング、水泳、リズム運動、ストレッチ体操、筋肉トレーニング。太極拳やヨガ。楽器の演奏や音楽鑑賞。座禅や瞑想。その他もろもろあることでしょう。一定時間、同じようにくり返していると、おのずと自分のコンディションの微妙な違いにも気づくようになってきます。それは心身の変化の早期発見にもつながります。

それとともにリラックスした状態を意識的に生活に取り入れることをお勧めします。仕事に追われる緊張ずくめの日常的時間の中に、一種の非日常の時間を挿入すること。外へ外へと向かっている意識を自分のほうへ、内面へと向きを変えさせる時間をもつことです。それはまた、たとえば静かな音楽に浸りながら無心な意識の状態に短時間でも自分をゆだねることです。そのようにすることもまた健康法の一つになります。

8　SOCとストレス遍在説

バランスの中心という話題に触れて「最強のストレス・トレランスの拠りどころは人格という基盤にある」と書きました（98頁）。それに近い考えはこれから紹介するＳＯＣ（エス・オー・シー＝sense of coherence《センス・オブ・コヒーレンス》〔一貫性の感覚〕）の提唱にもふくまれています。さきにライフイベント型、日常生活型という二つのストレス研究を示しましたが、ここではその第三の展開ともいえるＳＯＣを少し詳しく解説します。

イスラエル出身の社会医療学者アントノフスキーは健康生成論という分野を切り開きました。従来の研究は病気の誘発因子を発見して、それらをどう排除するかに向かっていました。それに対して、むしろ病気にならない個体群に注目すべきだと考え、その研究から健康促進因子を明らかにしたのです。『健康の謎を解く』という邦訳書の題名がその意図をよくあらわしています。

彼は１９７０年代のイスラエルの更年期女性を対象に、強制収容所経験の有無と健康状態との関係を調べました。そして過酷なストレス状況を経験しながらも現在良好な健康状態を維持している人々に認められた特徴を、ストレス耐性の鍵となるものとして取り出したのです。それがSOCと彼が呼ぶものです。その後の応用研究では、SOCが高いことはストレスがあっても人生満足度を向上させる要因になることや、社会適応能力を反映し、職場のストレスへの強靭さを予測させる要因であることが示されています。

SOCとは人格の内面に一貫性の感覚をもつことです。世界とその中での自分の人生に対する見方が、自分にとって重要だと感じられる領域において大きく破られないことです。形としては一貫性、統合性ですが、内容としては中心は有意味の感情にあります。直面する課題に適応するだけでなく、失敗につけ成功につけ、そこに何らかの積極的な意味を見出し、一貫性や統合性をさらに強めることができることです。

有意味感つまり意味の体験は考えると不思議なことです。意味はどこから生まれてくるのか。言葉というものを考えてみるとわかるのではないかと思います。言葉をもつということは意味体験を生み出すことです。わたしたちは言葉によってたえず意味に出会っているといえます。そして言葉を通して考えたり感じたりすることでわたしたちの意味の世界は広がり、かつ深まっていきます。しかしその言葉というものは自分が造ったものではありません。わたしたちは生まれ落ちるやすでにあった言葉の世界に住み込むのです。

こうして言葉によってわたしたちは意味を生み出す力と連絡しているのだと知ることができます。さまざまな状況や局面において意味を見出すことができるのは、こういう意味の源泉に人間存在が根を下ろしているからではないでしょうか。もちろん意味を見出す力は各人各様でしょう。しかしアントノフスキーが人格の一貫性や統合性の感覚を有意味体験として説明したのは、意味を見出す能力が人間にとってきわめて本来的なものであり、生命とも言うべきものであることにもとづいているのだと思います。

この感覚がしっかりしていると、自分の仕事や置かれた状況を前向きに意義づけていくことができます。局面が変化してそれまでの有意味感が失われるような場合でも、ＳＯＣが強靱であれば新たに意味づけをし直すことで対処できます。それはもちろん自己欺瞞のような心理学的合理化（酸っぱいブドウ）によるものではなく、自分の世界の境界を狭めてでも無意味さを自分にとって重要な領域のうちに侵入させない強さがはたらくためです。しかし、意味を見出せなくなるときには、私たちは一貫性の感覚が薄弱になり、圧倒する状況にのみ込まれ、徒労感や虚無感に侵されやすくなります。

ところで知・情・意の三面をもつ人間には、意味に対するこのような情的なこころの準備態勢だけでなく、知と意の面での意味に対する準備態勢もあります。知的面は理解する能力として発揮され、意的面は実践する能力として現われます。困難な状況や課題に直面しても、そこに意味を見出すような理解のしかたができるのではないか。そうすれば、たとえきつくても自分は意味ある立場にいるのだという気持ちでいられます。このように理解することは意味感情を支えるものとなります。

たとえば職場で、「どうしてこんな仕事を振られなければならないんだ」という会社への憤まんが抑えられず、ふてくされる人がいます。同情の余地のあることも少なくないのですが、そこからは意味感情を強めるものは生まれてきません。

他方、「いまのプロジェクトの進捗具合からみて、この仕事に時間を割けるのは自分しかいないのかも知れない」と、全体の状況から自分に振り当てられた役割の意味を理解するほうに気持ちをもっていけるなら、置かれた状況に積極的に関わることができるのです。目的に参加する意識は意味感情を強化します。

問題にぶつかれば対処しなければなりません。自分にできる処理範囲はどこまでか、たとえ自分の経験値を超えるものでも助言や指導があればある程度まではいけそうだ等々、前向きに仕事の意味をつかみながら処理過程を実践的にマネージして、行けるところまでは行こうと構える。それは自分の対処能力に信頼をおいた積極性です。その時々の結果に一喜一憂しない。目標を見据え、やるべきことを日々続ける。よく言われる「人事を尽くして、天命を待つ」は、意志面でのバランスよく強靭なこころの準備態勢を示しています。

それとは反対に、「自分にはとてもできそうにない」とあきらめが先に立って、自分なりの課題の意味づけができなくなる人もあります。こうなると次々に変わっていく状況に参加できなくなり、ストレス感から疎外感や孤立感に沈まないとも限りません。そうなってしまうと、困難において助けになるはずの肝心なもの（抵抗資源）まで見失ってしまいます。

それについてアントノフスキーはこう言っています。困難の状況をマネージするとき人は自分に与えられている助けとなる「資源」を自在に用いるべきだ。そうすることが実践的能力の一部になる、と。ここで「資源」と呼ばれたものの例は、身近な家族であり、友人、同僚、先輩そして医療者などです。しかし私たちが出会う困難な状

図11　抵抗資源 - 抵抗欠損連続態

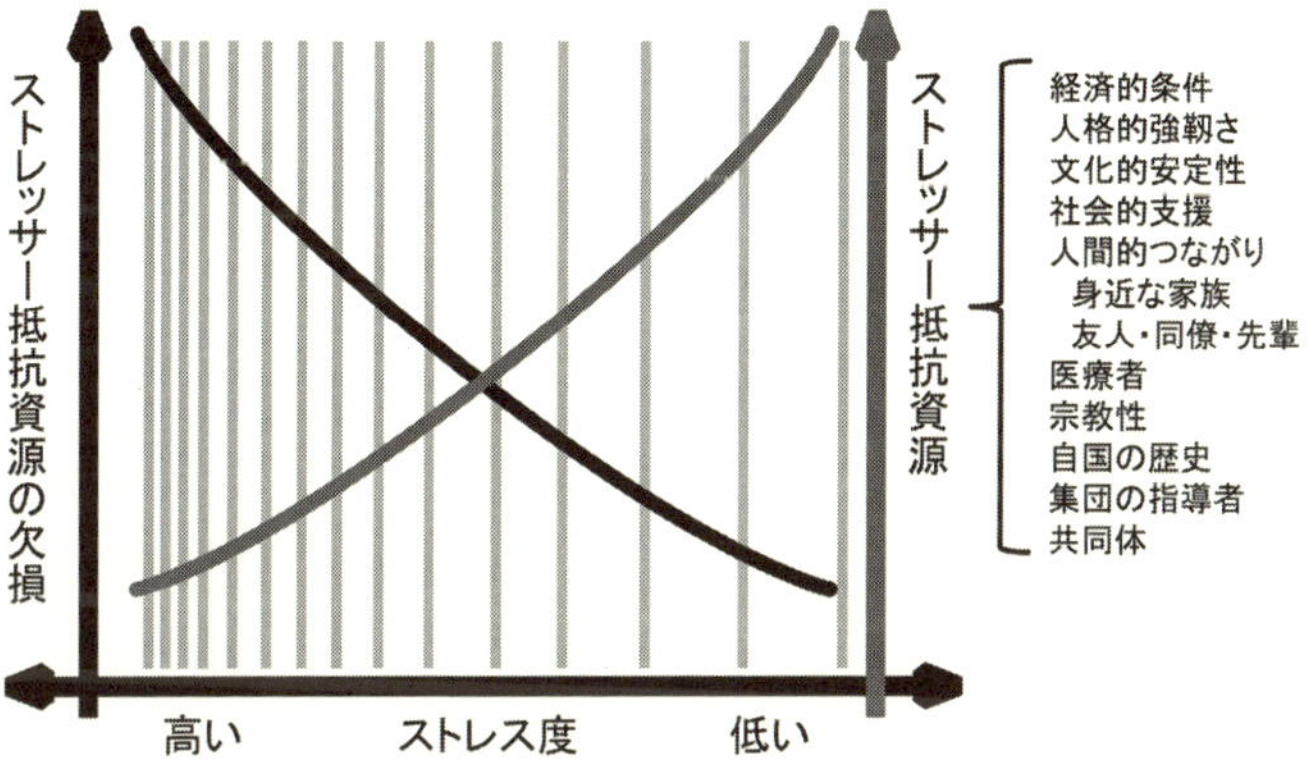

況は職場に限られたものではありません。そうなると「資源」もまた拡がります。

押し寄せるストレッサーの諸相について述べたとき、私たちの生きている世界は身近な人々との関係から社会、自然界へと及んでさまざまな困難にとり囲まれていることにも触れました。それに対しては、図11に示したように資源となる可能性もまたじつにさまざまなレベルで私たちには与えられていることを知っておくべきです。

私たち自身の人格性はむろんのこと、所属する社会の経済状況や共同体のあり方の多様さ、歴史や文化、教育や福祉、さらには意味の至上を求める信仰など、いずれも困難に抵抗するための助けとなる資源とみることができるのです。これらの資源を自在に活用すれば困難をマネージできるという、私たちの実践的確信を育てることが重要だと、アントノフスキーは強調しています。

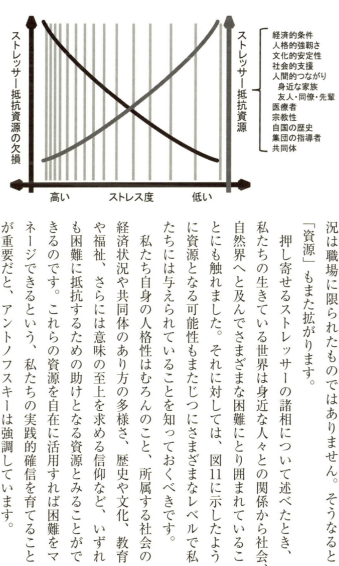

ところで、日本に帰化した呉善花（日韓の文化比較の著作が多数）さんが日本のさまざまな分野の職人を取材しての感想に、功労名を遂げた人もふくめみな一様に「一生勉強です」と言っておられることに驚いたとありました。この何ごとも勉強であり、勉強は終わることはないという風に仕事や趣味や人生を見る生き方は、実にＳＯＣの高い態度だと思います。

さて、アントノフスキーが人格の健康志向力ともいうべきＳＯＣを強調する理由は、ストレッサーについて彼がラザルスの日常生活型ストレス論よりもさらにラディカルに考えていたからです。彼が唱えたのはストレスの遍在説です。

人間存在の本質として、ストレッサーはどこにでも存在する。しかし、大部分ではないにせよ、多くの人々はストレッサーによる高い負荷をかけられても生き残り、うまくやってさえいる。……人はストレッサーに直面すれば、処理しなければならない緊張状態に陥る。その結果が病理的なものになるか、中立的なものになるか、それとも健康的なものになるかは、緊張をどう処理するかという、その適切さによる。

（『健康の謎を解く』「前書き」有信堂高文社）

さきに述べたように人にはストレス対処のためにそれぞれが自由にできる「資源」があります。このことにアントノフスキーは注目しました。なぜならそれがストレス下にある人間に欠かせない健康生成的要因だとわかったからです。

当たり前すぎて見過ごされていたそれを明確な概念にするために、汎抵抗資源（generalized resistance resources）という名称をつけました。経済条件、自我の強さ、文化的な安定性、社会的な支援などが指摘されていますが、上に述べた人間的つながりや宗教性も入るでしょう（「自我の強さ」とある自我は精神分析学からの特殊な概念です。むしろ次章で述べる成熟した人格を参考にして下さい）。

わたしたちはみなある程度豊かに汎抵抗資源をそなえた状況に生きているのです。そのおかげで、絶えず降りかかるストレッサーにたいていは対処することができています。しかし汎抵抗資源が欠乏することがあります。実はこのような抵抗の欠損した状況そのものがストレッサーにほかなりません。ここにストレス遍在説の発想が生まれたのです。

つまりアントノフスキーは抵抗資源と抵抗欠損とを一つのアーチにつなぎ、ストレッサーを連続体として見る視点を打ち出したのです（図11参照）。そうするとわたしたちの置かれている状況は、抵抗資源と抵抗欠損のどちらが大きいかによってそのストレス度が変化する連続体（アーチ）として見られます。このアーチつまり抵抗資源とその欠損のありようとSOCの強さとを総合する視点からメンタルヘルスのケアにとり組む道を開こうとしたのです。

遍在するストレッサーはSOCが強くなるに従い、その人には意味あるものになってきます。わたしたちの生きる世界は、理解でき、対処でき、有意味の体験に満たされたダイナミックな可能性の場と感じられるものであってほしい。このようにアントノフスキーは、人格とその生活世界とが健康生成的力をもつという事実に強く光をあてようとしています。

この研究と提言は、いわゆるストレス社会を生活の場としているわたしたちに、さまざまな示唆を与えてくれます。それにしても、ストレス研究は、一歩一歩、人間の「人格的存在」という核心の重要性を明らかにする方向に向かっているように思われてなりません。

第五章　こころの健康とは――人格の成熟と幸福感の源

ビヨンド・ストレス

ストレスへの強さとは、苦難をも糧として積極的に受けとめる力にいたるものだと思います。セリエやラザルスが言ったように「ストレスは人生のスパイス」になり「挑戦」の意味をもってくるでしょう。またアントノフスキーが言うように、そのような力はストレスの次元を超えるような生き方を可能にしてくれるかもしれません。ビヨンド・ストレスという造語はそのような可能性を示そうとしたものです。精神的に健康度の高い人々についての研究は徐々に増えてきています。そのような仕事から、ストレスに強い人格の特徴がいくつか導き出されてきました。

ここではそうした研究者の一人アメリカの心理学者オルポートが示した「成熟した

人格」の特徴を紹介します（解説部分は若干筆者による補充を含みます）。それは一番常識になじむ内容であると思われたもので、人格の全体像を理解するための参考になることでしょう。

①自己感覚の拡大

自分にとって意味があり重要なさまざまな活動や人びとそして信念に、全面的積極的に関われる。このことはその人を精神的により健康にしていく。

②他の人びとと暖かい関係をもつこと

親密になる能力と共感する能力。共感により他者に対して寛容になることができ、弱さを受容できる。

③情緒的安定性

自分の弱さや失敗を含めて、自分の存在のすべてを受けいれることができる。しかし自分の感情の一面にとりこになることはない。欲求不満に耐えることができ、バランスが崩れない。

④現実感覚

自分の世界を客観的に見る。個人的先入見なしに現実をあるがままに受けいれる。現実の実感である体験ならば、沈潜することによって深まるものであることを知っている。

⑤技能と課題

仕事をもち、それに打ち込むことによって、一定水準の技能を身につけ、献身できる課題をもつことができる（これなしには自己実現など考えられないだろう）。

⑥自己客観化

そうだと思いこんでいる自分と実際の自分との関係をできるだけ洞察できるように。自己錯覚の落とし穴は深い。自分を客観的に見ようとするには、自分を知る他の人びとの意見に十分耳を傾けることが大切である。

⑦統一的な人生哲学

人生のあらゆる側面が、一つのあるいは一つづきの目標へ向かっていると感じられるような生き方を求める。そのような生き方をする人にとっては、人生が生きるに値する大切なものとなる。

オルポートの箇条で触れられていない、しかしこころの健康にとって大きな意味をもつ一点を補足しておきます。それは「こころは表現を求める」ということです。自分の気持ちを、あるいは自分が体験し感じることをさまざまな手段で表現し、また他人のこころの表現を感受できる。このように表現したり表現されたものに共感したりできることはこころの発露です。人間はそのための豊富な表現媒体を知っています。言葉はもちろん、芸術にみるように色彩や形や音などの感性的世界に現われるすべてのものが、こころの表現媒体になりえます。さらに自分の身体的運動も暮らしの中の文化や習俗も、すべてがこころの表現媒体ならざるものはないといっても過言ではありません。わたしたちはそのように表現しかつ共感することによって、活き活きと生きることができるのだと思います。

幸福感の源について——達成の自我面と心情面

すでに述べたようにストレス・トレランスを高める上で達成感は大きな役割を果たします。しかし、先のコラム（39頁）でちょっと触れたことですが、人格というあり方においては自我面と生命面とが対立することがあるという視点に立つと、達成感を二種に区別できることがわかります。一つは、自我の側の達成感で、もう一つはこころの側の達成感です。

わたしたちは自我の達成感なら多くのことを知っています。成功の体験であり、勝った体験であり、獲得した体験です。もちろんそこには成功の喜び、勝利の美酒、獲得の快があり、そしてその成果は外からもはっきり見えます。しかし、自分の経験から、この達成感には厄介な性質があることもわかります。

すこし誇張して描いてみましょう。それは、いったん成功し勝利し獲得してしまうと、こんどはさらにそれ以上のものを求めないではいられず、ふたたびつぎの目標に成功し勝利し獲得することをめざしはじめる。達成に達成を積み上げていく、息も継げないような前進への渇望がわれわれの中にうごめいているのかと思わせるほどです。どこで満足して足を止めればいいのか、腰を下ろせばいいのか、だれにも目処を立てることができません。いわゆる進歩と成長欲にとりつかれたような現代の世相を見れば、これがただの戯画とも思えなくなります。現に社会規模で起きていることは、もちろん個人の中でも起こっていることです。

それとは反対に、こころの達成感には独特の幸福感があります。それは自分がなし遂げたというだけでなく、なし遂げえたことを何ものかに感謝したいという気持ちがともなうことで生まれます。自分の力だけでできたのではない。自分以外の要因に助けられてこそ達成されたのだということがおのずと感じられる。達成過程にかかわって自分のなした能動的貢献、そしてそれを貫く行為意志の側面だけに執着していたなら、このことは見えないでしょう。

しかしこころは意志とは違い、仕事が成り成っていく過程に自分も参加し力を尽くしながらも、いわば仕事そのものが完遂されていくところに自分ならざる力を感応するるのです。

たとえ小さな達成であれ、自我よりこころの関与した割合の大きな達成は、精魂のこめられたものほど掛け替えのない出来映えとなり、たとえば運命という語に含まれているような自我の支配の及ばない次元を指差しているように思われます。結晶するものが造形物であれ人間同士の関係であれ、その他達成に関与するあらゆる側面がこのような幸福感の源になりえます。

このように、なにかを達成したとき、濃淡はあれ、そこには成功の快とともに、完遂への感謝の情趣がともなっています。この事実は、その達成にこころの達成感（生命的達成感）が関与していることを示すものです。この感謝の念こそがわれわれの達成を他の何によっても替えがたいものにするのです。

さきに描いた天井知らずの達成欲、この意志の渇望そのものがストレス状況を再生産しているさまと対照すれば、感謝にともなう幸福感はこのような苦行を停止させ、その誘惑に抗するものだということがわかるのではないでしょうか。このような省察や心術をさらに深めていくことは、ストレスという問題を消してしまうことにつながります。

最後に、達成の心情的幸福感を見事に描いている文章を紹介します。ドイツの生命哲学者ルートヴィッヒ・クラーゲス*の文章です。

……彼には、もしそれを大望と呼ぶことができるとすればであるが、一つの秘かな大望があるかもしれない。自分の為すことはすべてできるだけ完全なものに成し遂げようとする大望である。というのは、彼は……人間には行為を通して、仕事によって、それも仕事によってだけ、どんなにつつましくとも何らかの完成に達することができることを知っているからである。偉大な体験の瞬間は来るかも知れないし来ないかも知れない。来たとしてもまた過ぎ去る。どんな意欲も、どんな行為も、このような瞬間を無理に招き寄せることはできない。しかし完成された仕事はしばしの幸福を贈ってくれる。それは最高最深の幸福ではないが、しかし純粋な幸福である。その上それは人間がなんとか実現することのできるたった一つの幸福なのである。……それは行為によるすべてのどんな仕事にもありうる豊かさのことである。なんと言っても仕事というものは、多かれ少なかれ完成させることができる。それは家を建てることでも、靴の底の張り替えでも、鋳掛けでも、帳簿つけでも、掃除でもなんでもいい。見事にできた仕事はいつも、感謝に満ちた人に似て（仕事は活きている物である）、仕事を成し遂げた者に喜びの眼差しで酬いる。この眼差しは観察する人の喜びよりも温かく、その前では成功の空疎な快楽も色あせる。しかし、どんなに小さくとも自分の手になる織物として映じてこそ、あらゆる時代の同族の造形物は、ひそかに愛を求めて、花咲き輝くのである。――実際、ひとりでにできあがる絵か、心情に永劫に沈黙し続ける絵か、その二つしかなければ、絵を描いたとて何になろう。

（『心情の敵対者としての精神』第三巻第二部「回顧」、うぶすな書院。若干省略変更）

＊ルートヴィッヒ・クラーゲス（1872〜1956年）。20世紀前半に活躍したドイツの哲学者。自我と生命の葛藤を終生問題にし続け、流露する生命と干渉する意志の抗争を原理にして独自の筆跡学、性格学、表現学、生の哲学を興した。概念的思考が編み続ける迷妄の網を破り、体験と造形において、本来、人間がどのような境界にありうるかを開示した。

仕事を達成する幸福感の源を考えています。以下は随想風にクラーゲスの人間観からみた幸福についての付論としてお読みいただければ幸いです。

いま引いた言葉のなかに「人間は行為を通して、仕事によって、完成に達することができる」とあります。そこでは行為と仕事とが区別されています。詳しい説明は省きますが、達成の自我面が行為の遂行（意志）であり、心情面を仕事の完成（作品）とみることができるのです。それについてクラーゲスは「奇跡になりえなかったものが仕事（作品）になる。仕事（作品）になりえなかったものが行為となる。しかし行為は破壊する」と三段階を区別して言うこともあります。

実は、さきの引用部分にもその三段階説が含まれているのです。「偉大な体験の瞬間は来るかも知れないし来ないかも知れない」とある、偉大な体験といわれるのが「奇跡」の段階です。意欲をもった人間には近づくことのできない領域です。『沈黙の春』で環境の破壊を警告したレイチェル・カーソンがぐるりに現れる自然への「センス・オブ・ワンダー（驚異の感覚）」を育めと言いましたが、そのワンダーもここでいう奇跡の類縁領域です。当然そのようなものは人間の為しうる段階を越えています。自我に歪められていなかった生命的人間（クラーゲス）はこのような奇跡を生きたと言えるかも知れませんが。

それに対して、わたしたちの日常は行為遂行による目的達成の積み重ねからなっています。その達成の終わりなき苦行についてはすでに触れました。しかしこの第三段階の生き方の前に、仕事（作品）を完成するという第二段階の生き方があることを思いだそうとクラーゲスは呼びかけます。

一木から仏像を刻み出す鑿を思い浮かべてみましょう。そこでは行為を遂行する意志が、神仏の姿に感応した作者のこころに導かれて、こころの感応そのままを一木のうえに意志の行為の力で顕現させようとしているのです。鑿を動かすのは意志の行為ですが、鑿を止めるのはこころの声です。クラーゲスが仕事（作品）と言っている領域は、こころの声に導かれた意志の行為によって成し遂げられる完成です。

「どんな仕事にもありうる豊かさ」が「人間がなんとか実現することのできるたっ

た一つの幸福」。しかしそのような幸福の源は、第三段階の生き方が主流になってくると忘却され、時代遅れのものとされてしまうにちがいないでしょう。

別の文脈で語りかけたクラーゲスの言葉が思い出されます。「……しかし、体験を忘れているだけの人あるいはまたそれを誤解している人、こうした人になら誰にも指し示すことで体験を思い出させることはできる」と。成就には行為意志による作業だけでなく、このような三段階の別があることを知ることは、ストレス社会を生きる上で参考になるのではないでしょうか。

II

「メンタル不調」の治療へのアドバイス

ストレス状態の進行

第１段階　からだが軋む

肩や首のこり、アレルギー性疾患、睡眠障害、心身症、自律神経失調などストレス状態がからだの軋みとなって現れる。

第２段階　こころが悲鳴を上げる

涙が止まらなくなる。悲しみのない涙のほとばしり。孤立感が強く、見捨てられた気持ちからの不安や無力感をもつ。

第３段階　バーンアウト・サイン

心身ともに疲れきり情緒的消耗感に落ち込む。仕事への張り合いや自信を失う。こころのエネルギーが枯渇。

第４段階　うつに苦しむ

睡眠、食欲など生理的基盤が乱れる。生気の喪失。気持ちが沈み憂うつ感が去らない。自信喪失。無力感。否定的感情に追い込まれる。

ストレス状態がつづくとメンタル不調が起こってきます。メンタル不調の各症状は「あなたはストレス状態にあります」というサイン、警報です。日々仕事に従事し、いろいろな人と交渉する生活を送っていると、どうしても大小さまざまなストレスを感じます。ストレスがゼロになることはまずないことでしょう。わたしたちにできることは、もしストレス状態のサインに気づき、メンタル不調を疑ったら、早期に対処することです。本書のⅡでは治療的対処について解説します。Ⅰと重なる部分もありますが、実践的観点から見直すという意味で読んでいただきたいと思います。

「ストレス病」という「一つの病気」があるわけではありません。すでに説明したようにここで総称した「ストレス状態」には、いろいろな特徴をもったストレス状態の全体がふくまれます。本書ではこれをストレス・スペクトラムと呼びました。ストレスによる心身の不調は、軽い状態から始まり、段階的に重く複雑になっていきます。放置していると日常生活が困難になる重症状態、回復に長い時間を要する慢性状態にまで進むことがあります。そこでメンタルヘルス対策では常に「早期発見」「早期治療」の大切さがくり返し指摘されるわけです。

簡単に復習しておきます。ストレス・スペクトラムの第一段階では身体症状、第二

図12　職業性ストレスモデル

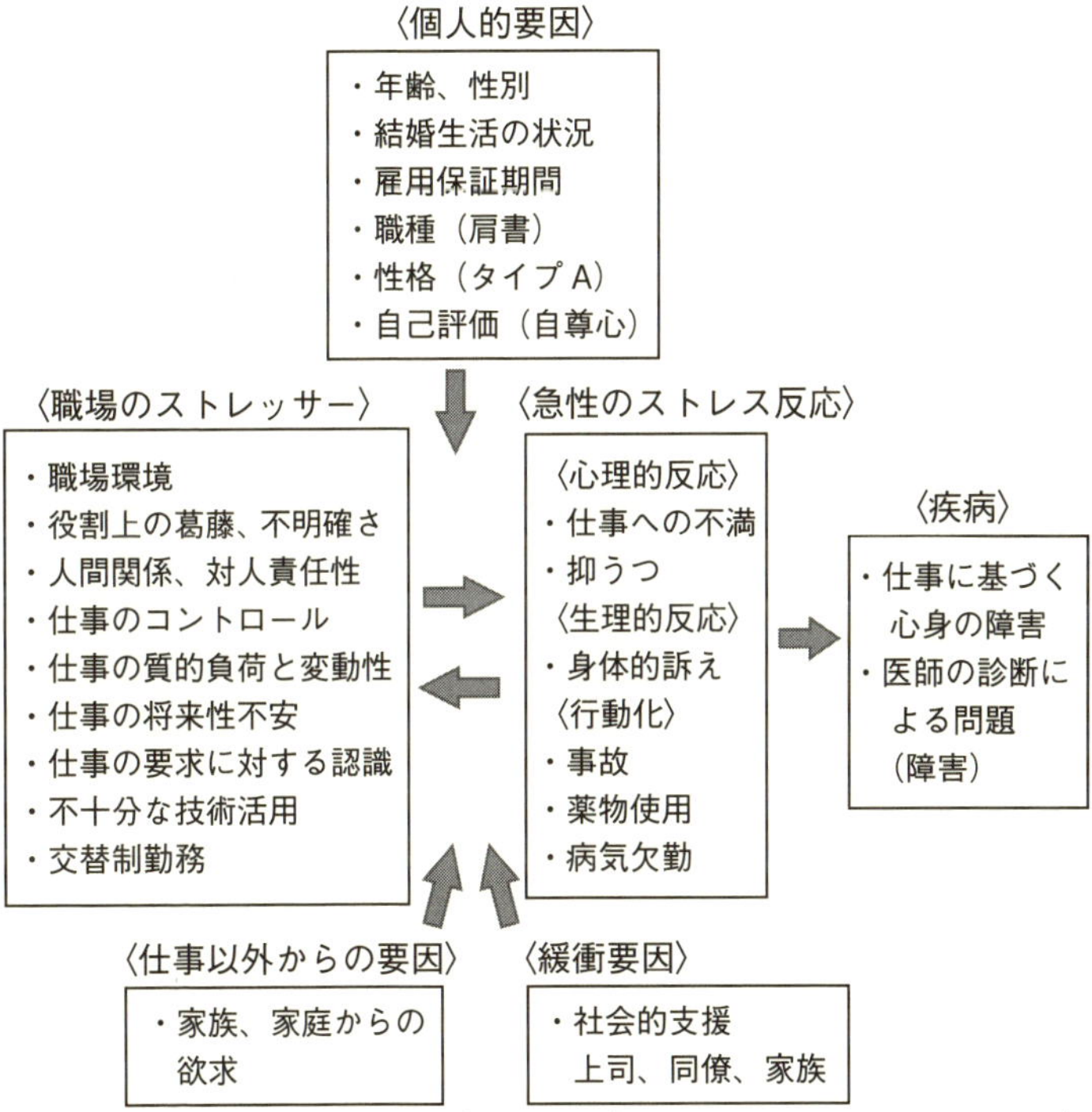

（NIOSH 職業ストレスモデル Hurrell McLaney）

段階ではこころの初期ストレスサインが現われます。さらに第三段階になると、心身の酷使が限度を越えたことを示すさまざまな現象が起きはじめ、ついに第四段階のうつ状態にいたると、メンタル不調はかなり重いものになり、回復するまでに時間がかかります。

こうして仕事のブランク期が長くなると、積極的なリハビリテーションをおこなう回復期の過ごし方が問題になります。

図12にはＮＩＯＳＨの職業性ストレスモデルを掲げました。

第一章　ストレス段階に応じた治療の手引き

第一段階での治療の手引き

第一段階の身体症状で注意すべきことは、その症状が別の身体病（「器質性疾患」といいます）からの症状でないことを確かめておかなければならないことです（これを除外診断といいます）。医師は、特に心療内科の精神科医であれば、ストレスとの関係で身体症状を診るとき、かならずつぎの二つの場合を想定します。

① その症状の基礎に身体病がある場合は、その身体病自体の治療を優先しなければならない。したがってまず身体医学各科での精査治療が必要。

② 身体病が基礎にないことが確認できれば、機能性の（器官を支配する自律神経系な

どの影響による）症状あるいはうつ病などメンタル不調の身体症状とみて、心療内科的な治療法を優先する。

第一の場合、まずはストレス問題を後回しにして、主役は身体的医療になります。

第二の場合、ストレス・コントロールを考えなければなりません。多くは適応の過程からの過労や心労が蓄積し、生体に本来そなわっている回復機能が限界にきています。その生理的回復力をどうとりもどさせるかが最終目的になりますが、まず当面のターゲットは現実に苦痛な症状を取りのぞくことです。

睡眠障害への対策

睡眠障害は初期の身体症状として重要であり、頻度も多い症状です。寝つきが悪くなる（入眠困難）、夜中に何度も目が覚める（中途覚醒）、早朝に覚醒しその後眠れない（早期覚醒）、起床後の熟睡感がない（熟眠障害）など、さまざまなかたちで訴えられます。また寝不足がつづくと、その影響でいろいろな心身の不調が起きやすくなります。

健康上十分といえる睡眠時間はどれくらいでしょうか。２０１５年に、米国睡眠財団（NSF）が発表した推奨睡眠時間を紹介すると、青年（18〜25歳）は7〜9時間、壮年（26〜64歳）は7〜9時間、65歳以上の高齢者は7〜8時間とのことです。しかし実際、外来で聞いてみると6時間以下の方が非常に多いのが日本の現状です。先にもちょっと触れたように、わたしはストレス・コントロールという点から、1日7時間前後、あるいは1週間に45時間以上の睡眠量を目安にするといいと説明しています。

睡眠は余分を貯えることはできないが不足分はとりもどすことのできるメカニズムのようです。つまり寝だめの効用は少なく、しかし少々の寝不足は1、2時間の追加睡眠で解消できることが多いのです。このような睡眠機能の特質を理解して、数日から1週間単位で、寝不足の状態を見直す習慣をもつといいでしょう。

昼間の作業中しばしば眠気におそわれ、注意力が落ち、集中力が続かなくなるようでは寝不足状態といわざるをえません。慢性の睡眠不足はこれまでも大きな事故の引き金になってきました。睡眠時無呼吸症のように身体的原因があるのに当人が自覚しにくいものは、とくに注意を要します。

なんといっても睡眠は蓄積する疲労、緊張などを心身両面にわたって回復させる生理機能の主役です。その障害は心身の健康に大きな影響をおよぼします。

さて、時間は十分あるのに睡眠障害のために必要な睡眠量がえられないとなると治療を考えなければなりません。つぎに代表的な例をあげておきます。

①もっとも多くみられる睡眠障害は「精神生理的不眠」といわれるものです。心理的環境的要因から生じる不眠のことで、ストレスによる不眠はたいていこれに属します。できることならこころの緊張や仕事からのストレス要因を軽くすることが第一に望まれます（睡眠衛生指導）。

しかし不眠が何日も続いているときは、身体疾患やアルコール摂取その他のリスク因子を評価したうえで、睡眠導入剤や抗不安薬を用いて当面の睡眠を確保することが必要になります。比較的少量の薬剤で対応できます。不眠要因のストレス度があまりに大きいときは、当然のことですが、薬を増量するのではなく原因対策を優先しなければなりません。

②うつ病やその他の精神疾患を原因とした不眠は、重症になることがあります。基礎にある病気の治療と一緒に考えなければなりませんので薬の使い方も複雑になります。しかし基礎疾患の回復のためにも睡眠障害を治さなければなりません。

③睡眠時無呼吸症（ＳＡＳ）。自分で気がつかないことが多いので、睡眠時間をとっているのに日中の眠気が強い場合は検査することをお勧めします。大きないびきや呼吸が途切れる人は要検査です。いまは在宅で簡単にスクリーニング検査ができます。放置によるさまざまな全身合併症の出現、中でも高血圧、脳梗塞、心筋梗塞、不整脈のリスクが３、４倍になると警告されています。治療用のＣ‐ＰＡＰ（シーパップ、持続陽圧呼吸療法）も軽量化されてきています。

④ナルコレプシー。夜間の不眠とは関係なく、あまりに日中の居眠りが目立つとき、疑いがあります。食事中、歩行中、会話中などの通常ありえない状況で居眠りをくり返すことが特徴です。また、本人が気づかないままいきなりガクッと眠りに落ちる睡眠発作もあります。もう一つの特徴に情動脱力発作というものがあります。笑いや気分の高揚、驚きなど陽性の感情にとらえられたとき筋緊張が突然弛緩する症状です。あごが落ちる、ろれつが回らなくなる，膝ががくんとするなどの脱力発作になります。数秒で回復します。

薬物治療によく反応する病気ですが、本人が苦痛に感じないまま見逃されていることも少なくありません。ときに会社などで居眠りの常習者と誤解され評価

図 13　不眠治療のガイドライン

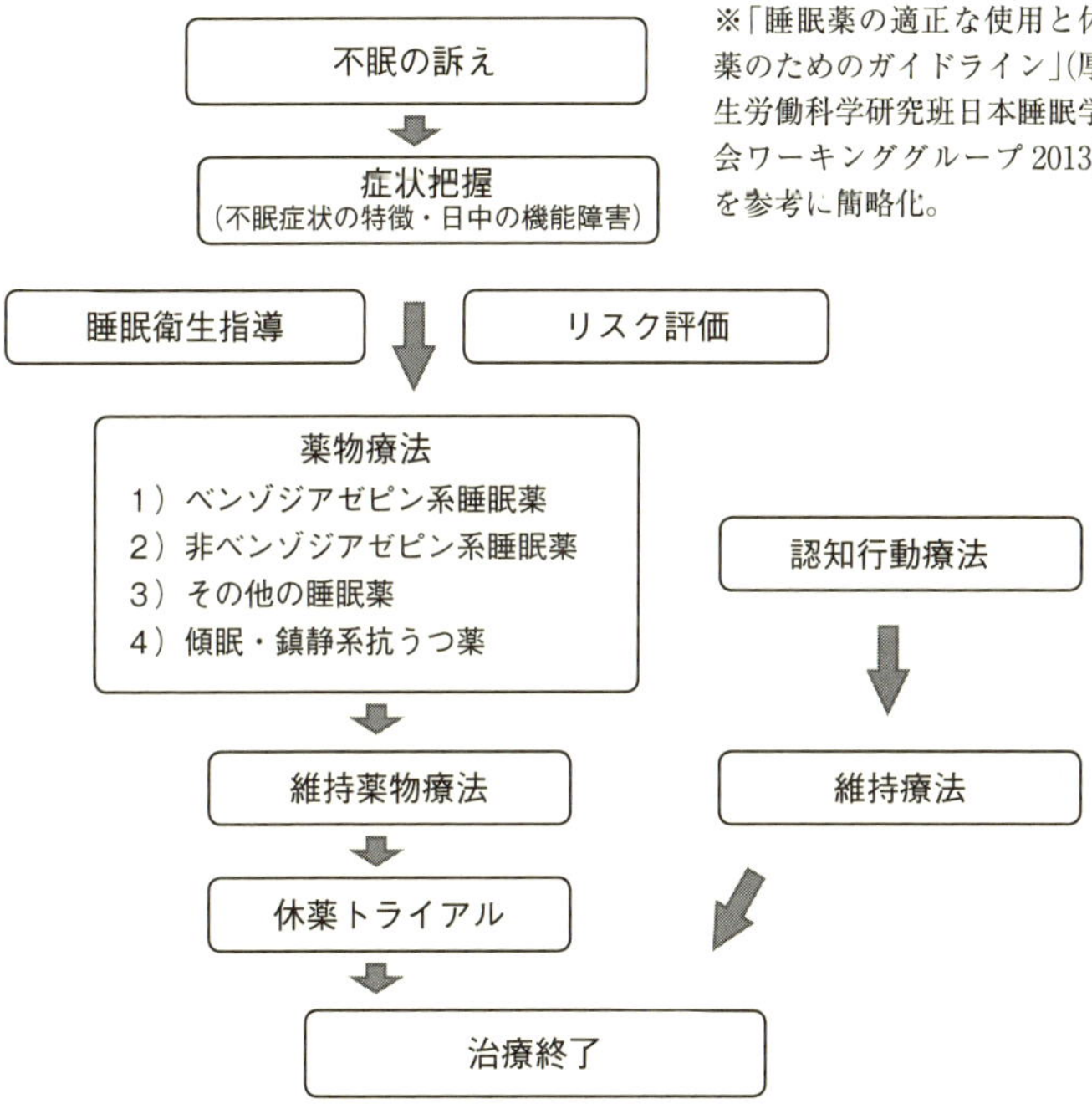

※「睡眠薬の適正な使用と休薬のためのガイドライン」（厚生労働科学研究班日本睡眠学会ワーキンググループ 2013）を参考に簡略化。

を落としている例もありますので、ナルコレプシーという病気がもっと知られる必要があります。

その他にもさまざまな種類の睡眠障害が分類されていますが、ストレス関連では不眠対策が重要です。心療（こころのリラクゼーション）、物療（理学的方法、マッサージ、鍼灸、ストレッチ等々）で対処できないときは、薬物療法（薬療）で補うことも必要になります。不眠の治療薬は医師の指導に従って適切な量で使用し、過量服用をしないかぎりその有害作用は防ぐことができます。

しかし睡眠はあくまで生理的過程です。不眠治療ではすべて、睡眠という生理的過程を妨害する内外の刺激を抑制し、生体リズムやホメオスターシスに従う睡眠過程を促進する作用をもつものが睡眠導入剤として使われています。麻酔薬や精神変容物質とは一線を画された薬理作用をもつものです。

心理的依存や習慣性の形成というマイナス面には注意を要します。医師の許可を得ないで増量したり、服用時間を変えたりすることはけっしてすべきではありません。また最近は車の運転に対する規制が強まっていますので、それも医師と相談しなければなりません（151頁参照）。

発作性症状（パニック発作、大腸や膀胱の過敏性発作など）

ストレス状態でみられる身体症状の多くは、自律機能系の一過性の機能失調（わたしはこれらを一括して「急性自律神経失調状態」と呼びます）から起きてきます。第一部では自律機能系の表現機能について説明しましたが、ここでは少し別の角度から病理を見ておくと、治療法の理解に役立つと思います。

たしかに個々の症状の発生メカニズムは十分解明されているとは言えません。しか

図14　心身連関と意識

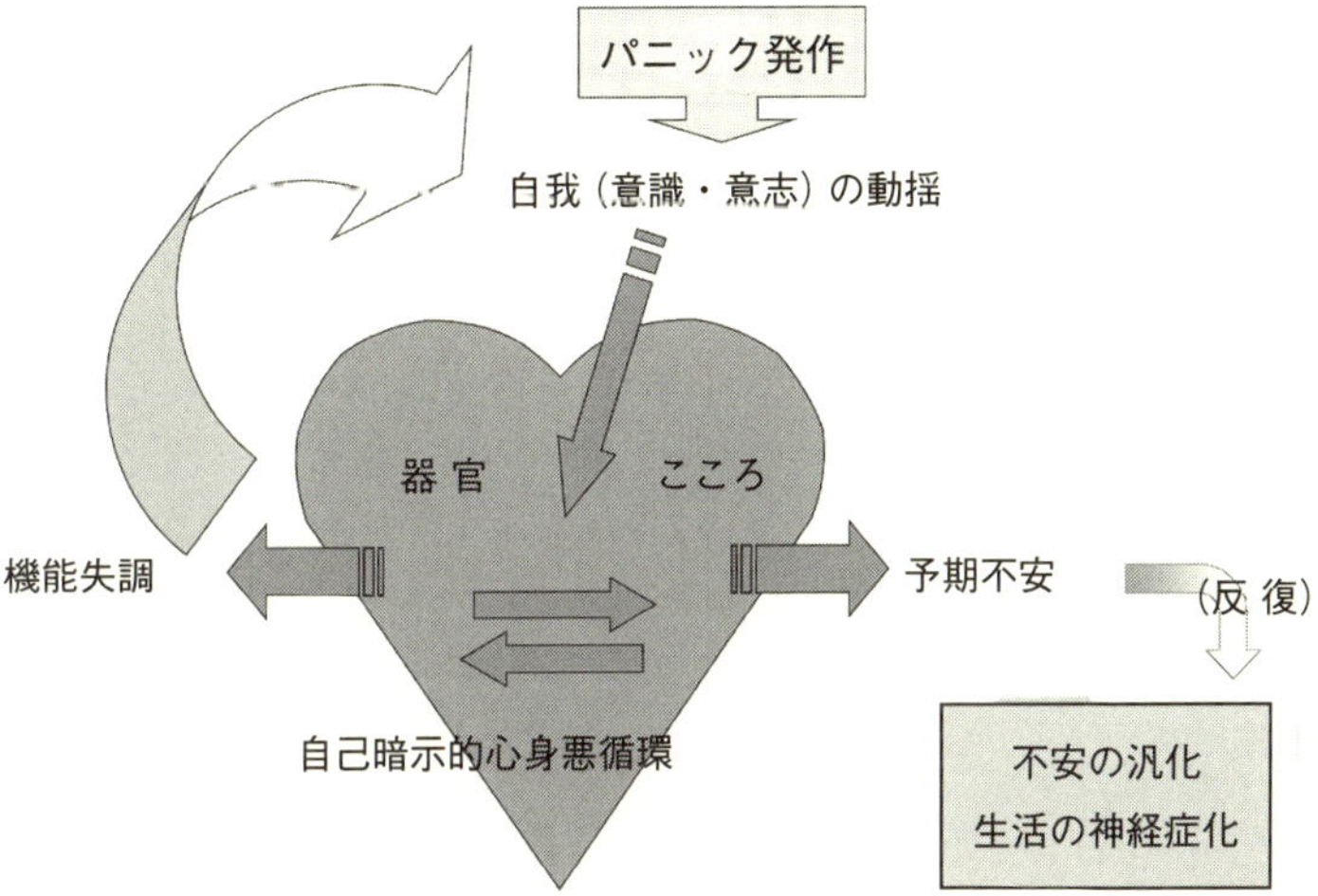

パニック発作が慢性不安として生活史の中に残ると、心身の連関は影響を受けて、自己暗示的に新たな不安発作を生み出したり、緊張の蓄積から器官としての心機能（特にリズム）に影響が及んだりしてゆく。これらが神経症化への傾向を助長する。

し自律機能系のバランスの乱れ（機能失調）が、心身の過緊張状態が長く続いた後に起きることは確かなことです。また一度起きた症状が、その後くり返し起きると、いわゆる不安ノイローゼのような状態になる場合があります。このような二次的過程を予防しなければなりません。

たとえばパニック発作（突然の呼吸困難感、過呼吸、はげしい動悸、不安）、耐えがたい便意発作（過敏性腸症候群）、あるいは尿意発作（過敏性膀胱）などの、突発性の症状は非常に苦しいものです。しかしこれらの発作自体は、適切な薬物を服用することで、比較的容易にコントロールできる現象です。しかも「この症状はコントロールできた」という事実を経験することは、治療上のキーになります。つまり症状に対して自分が優位に立てる力を自覚し、いつ起こっても対処できるという安心感をもつことが、治療上とても重要なことなのです。

そうでないと、いつまたあの苦しい発作に襲われるのかとおびえ（「予期不安」）、発作の起きた場所を怖れ、電車に乗れない、会議や授業にでられないというように、日常必要な行動を避けるようになってきます。発作を警戒し意識すればするほど、かえって発作がぶり返すことへの不安がひろがり、ついには発作が起きたときの状況そのものが恐怖の対象になってきます（「恐怖症」）。それどころか少しでも似ているところのある場所や状況が強迫的に回避衝動を誘発する（「強迫恐怖」）ようになって、生活や行動の自由が大きく制限されてしまいます。

心身の暗示的循環を断ち切る

不安が心理的に固定しひろがっていく経過については、身体症状と恐怖症心理とのあいだに生まれる悪循環から理解できます。怖れていることを意識すると、その恐怖意識が暗示的に身体に作用し、そのために自律神経系が乱され身体症状が出現するという回路が人間にはそなわっているのです。これを自己暗示現象と呼びます。意識することと自体が無意識の暗示力になって、身体に種々の機能障害を起こします。この身体症状を意識するとさらに不安がかきたてられ、自己暗示を梃子《てこ》にした心身間の悪循環、発作へのスパイラル現象が止まらなくなるのです。

逆に、肯定的自己暗示という力ももちろんあります。それはスポーツ心理学などでさかんに用いられています。それに対して、否定的自己暗示のほうは、発作性の身体症状を慢性の不安神経症や恐怖症に発展させる原因になっています。したがって治療では、心身の自己暗示の悪循環の輪を断ち切ることにポイントがあります。

しかし残念ながら、自己暗示をコントロールすることはだれにも簡単にはできません。そこでこのコントロールを補助するものとして薬物治療の併用が必要になってきます。たとえ恐怖症の意識から病的な自己暗示を受けていても、身体面が薬の効果でリラックスし反応しなかったなら、心身の悪循環はそこで断ち切ることができます。

その上に「この薬があればあの苦しい発作も抑えることができる」という自信が身についてくると、症状に対して冷静に距離をもつことができるようになっていきます。

その後は医師の指導を受けながら、十分な時間をかけ薬を漸減し、薬なしで生活できるようになっていきます。ときにこの自己暗示回路の源が無意識の深層にあるためか、なかなか一筋縄にいかないこともあります。その場合には心療（カウンセリングなどの心理療法）を積極的に併用することになります。

最近では治療の早期から認知行動療法をおこなうことが奨められています。薬物治療と同等の効果が期待できるという報告もあります。認知行動療法については巻末の付録2の解説を参考にして下さい。心療と薬療をどのように組み合わせるのがベストかは、医師と相談しながら柔軟に対応するといいでしょう。

心身症などの慢性状態

心身症と呼ばれるものでは、病状が進むと機能的障害だけでなく、器質的障害が問題になってきます。それぞれに応じた身体的治療が必要になります。もちろんストレス状況が続いていることは、病気を悪化させる重要因子になりえますので、身体医学各科での治療と並行して心療内科（精神科）にかかる必要のあることも少なくありません。

最近では特に予防医学が重視されます。「職場のトータル・ヘルス・プロモーション・プラン」（厚労省）が目指したように、メタボリック症候群あるいは生活習慣病（高血圧、糖尿病、歯周疾患、心房細動、虚血性心疾患、脳卒中、突然死など）につながる危険因子を減らそうという対策が推奨されています。栄養指導、運動指導などとともに、先に示したストレスに強くなる生活上のヒントを参考にして、メンタルヘルス面への日常的な配慮が望まれます（バランスとリズム、Ⅰの第4章Bを参照）。

第二段階における治療の手引き

第二段階は心の悲鳴です。すでに強調したように、心が悲鳴を上げるようなストレス状態が見られるときは、その人がかなり長いあいだ、十分なサポートのない孤立無援の状況におかれ、自信を失い、自分を見失うほどの危険水位に達したことを示しています。

治療の出発点は、心の悲鳴そのものがストレス状態の徴候だということを、むろん本人が理解し、また関係者にも認識してもらうことです。そこで、さきに説明したように、セルフケアだけでなく「ラインによるケア」（86頁以下参照）が大変重要になってきます。そこまでにいたった経緯や現状について耳を傾け、追いつめられた本人の立場や気持ちを、共感をもって受け止めることができるような「受容的場」というものが必要です。

診察室での面接がその第一歩になることもあります。しかし職場での理解が最大のサポートになることは言うまでもありません。これは会社にお願いすることですが、ラインと安全衛生部門とが連携して、孤立無援の社員からのSOSを受け取ることができるようなシステムを常日頃から準備しておいていただきたいものです。

職場で上司と落ち着いた話し合いの場をもつことができれば、それだけでも本人の心理状態は楽になり、改善に向かうでしょう。必要に応じて三者（本人・職場代表・医療者）で話し合い、状況認識を共有して、どのような負担軽減や対策が必要とされるかを検討したなら、回復への道筋が見えやすくなります。またそれは本人に大きな安心感を与えるでしょう。この段階ではいかにして「理解と安心」を確保するかが治療の主題です。

もちろん心理的側面だけの問題ではなく、当然身体的にも追いつめられています。

睡眠不足や過労など、ストレス要因を「悪玉ストレス」に変えてしまう条件がそろっているると思います。それらを一つ一つ除く工夫が必要です。

薬物治療も有力な補助手段になります。睡眠の確保のための薬療、また不安や緊張、不安定な感情状態が抗不安薬などによってやわらげられることで、せっぱつまった気持ちから一息つけます。ストレス障害の治療ではどの段階にあっても、適切な薬療はとても有用です。

ここで重ねて指摘しておきたいことがあります。これまでの経験から、こころが悲鳴を上げているような心理状態にありながら、必死に状況に耐え、何としても要求に応えようとがんばり続ける人が少なくありません。しかし、そのために苦痛や挫折感があまりに長引くと、こころのダメージとなって残るという事実です。このこころへのダメージの問題はつぎの第三段階と深く関わっています。

いったんダメージが残ると、治療にかなり長い時間を要するようになります。それはストレスが一種のトラウマ（心的外傷）となって残るからだと考えればわかると思います。ほとんどの場合、がんばっている当人には意識されないところでこのトラウマ化は進んでいきます。急性のライフイベント的ストレスによるトラウマ形成とは少し違いがあるようです。

第三段階における治療の手引き

第三段階はついに心身の限界を越えて、バーンアウト状態におちいる危機状況です。ここにいたったなら、なるべく早く休養をとらなければなりません。仕事を離れ、落ち着いた環境でゆっくり休むことです。しかし、たいていの場合、休むための条件を整える引き継ぎ業務が一仕事になります。この一仕事を本人がしなければならないとしたら、大きな負担です。ここでもまた、周囲の人々によるサポートが欠かせないことでしょう。

しかし、追いつめられ引き継ぎもできない状態で職場を離れざるをえなくなることが少なくありません。休むことは認めても、過大な引き継ぎ業務を要求され、また休んだ後もメールや電話で問い合わせが続くという状況では、休養にもなりません。さきに述べたようなこころへのダメージが残った人の中には、会社からの何でもない内容の連絡にも動揺し、会社からのメールに戦々恐々とするあまりパソコンも開けなくなる人さえあります。

程度に差はありますが、職場を休まざるをえなくなった真面目な社員にとっては、職場で負担に耐えてがんばろうとしていた時期の記憶が、休養に入った後にかえって恐怖感や苦痛を呼び起こし、自信喪失をあおるものになってくるのです。回想がこのような負の作用をもっていることから見て、逆に、こころにダメージ（心的外傷）を受けていることが推定される事例もあります。いずれにしてもこころのダメージというものを理解すれば、回復に時間のかかる場合があることの理由も理解できるでしょう。

第四段階における治療の手引き

第四段階のうつ状態は、心身のエネルギーの不全状態です。この状態は比喩によって説明するとイメージしやすいでしょう。

水かさの豊かな川が流れています。たっぷりとした水量があると川底の相当大きな岩も水の下に沈んでいて、流水は滔々として川面はなめらかです。荷船も難なく航行できるでしょう。しかし水かさが乏しくなってくると、川底の岩や水草類が水面に顔を出し、そのぶん流れは波立つようになってきます。ところどころ波が逆巻いて川底の砂利や砂を巻き上げ、川も濁ってきます。荷船の航行にも苦労するようになります。

さてこの比喩にある川の水量がわれわれの心身のエネルギーだと思って下さい。豊富な水が滔々と流れている川は、活力が十分にある心身の状態です。うつ状態にみられる心身のエネルギーの不全は、ちょうど水かさが乏しくなった川の状態のようなものです。うつ状態で訴えられるさまざまな身体症状は、露呈した岩や石によって波立ち騒ぐ川面の様子にたとえられます。また日頃さほど悩むことのなかった人間関係などがうつ状態になって重荷となり、心を葛藤に巻き込む過程は、川底から泥や砂が巻き上げられ水が濁ってくる様子にたとえられるでしょう。

このようにエネルギー（水量）が乏しくなってくることによって、本来の川の様相は大きく変化し、荷船の航行つまり作業のパフォーマンスを維持することがむずかしくなってくるのです。

しかし、この状態は水量が乏しいことによってもたらされたもので、水量がもとにもどれば状態も回復します。うつ状態は、ちょうどこの川のように、心身のエネル

図15　人格構造とうつ病の症状構成

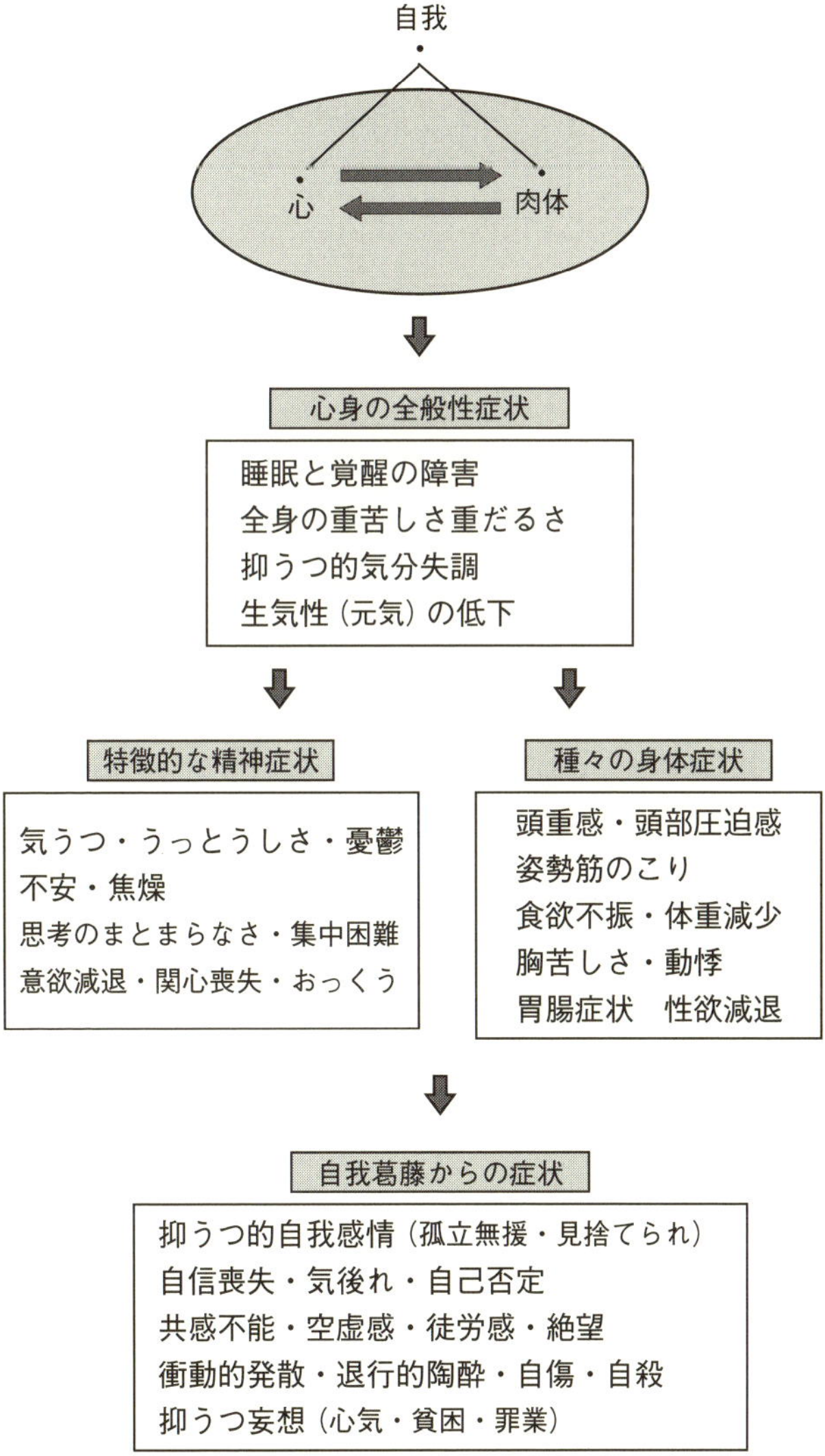
自我
心
肉体
心身の全般性症状
睡眠と覚醒の障害
全身の重苦しさ重だるさ
抑うつ的気分失調
生気性（元気）の低下
特徴的な精神症状
気うつ・うっとうしさ・憂鬱
不安・焦燥
思考のまとまらなさ・集中困難
意欲減退・関心喪失・おっくう
種々の身体症状
頭重感・頭部圧迫感
姿勢筋のこり
食欲不振・体重減少
胸苦しさ・動悸
胃腸症状　性欲減退
自我葛藤からの症状
抑うつ的自我感情（孤立無援・見捨てられ）
自信喪失・気後れ・自己否定
共感不能・空虚感・徒労感・絶望
衝動的発散・退行的陶酔・自傷・自殺
抑うつ妄想（心気・貧困・罪業）

ギーという水量が一時的に失われたために起こった状態だと見ることができます。川の構造自体が変化したわけではありません。川の様子が一過性に、しかも可逆的に変貌するように、うつ状態も一過性の可逆的な心身の機能の低下なのです。

うつ状態の治療にあたっては、どんな症状もかならず回復する性質のものだということを忘れず、しんぼうづよく取り組んでもらいたいと思います。

ストレス・スペクトラムの第四段階ではっきりと姿を現わしてくるうつ状態は、実際にはどの段階のストレス状態でもさまざまな程度で背景に潜んでいます。ストレス・スペクトラム全体をうつ状態のさまざまな相からなるスペクトラムとして見ることもできるのです。ですから逆に第四段階のように全面的にうつ状態におちいった場合でも、第一から第三段階までの症状がそこここで現われてきます。

それどころか番外のストレス問題として指摘した生活習慣の歪みや逸脱行動（35頁参照）もまた、うつ状態においてかなり頻繁に見られます。このようなことを念頭において、うつ状態のこの時期を見ていく必要があります。

うつ状態の治療では、まずは薬物療法が主体になります。認知行動療法をはじめとする心理療法は補助的なものとわたしは位置づけています。それだけにどのような薬

▶薬物療法を受けるときの心得

1　薬を服用する目的（標的症状は何か？）を知っておく。
2　指示された服用法を守る。
3　薬について正確な情報をもつ。
・副作用について説明を受け理解しておく。
・アレルギー反応など過去に経験した有害事象があればあらかじめ伝える。
・他科で処方された薬と併用できるかどうか確認する。
4　服薬中に何か心配な現象が起きたら、すみやかに主治医に報告相談する。
5　特別な理由なしに勝手に減薬、退薬をしない。
6　「くすり手帳」をしっかり保管する。

剤を選択するのかという問題が重要になりますが、原則的には主治医の説明と方針（インフォームド・コンセント）をよく吟味して、治療に取り組むことになります。

薬剤を使用する上でもっとも重要なことは副作用の問題です。薬物療法をおこなっていて、いつもと違う徴候を感じたら、原則的に主治医に報告し指示を受けるのがいいと思います。薬局などで薬剤の情報提供書を発行してくれますが、そこに列挙されている副作用はそれぞれ服薬者の何パーセントに認められたのかという情報までは示されていません。

なかにはそれらの副作用がすべて過半数の人に出現するかのように心配して、服薬をためらう方がいます。個々の発現頻度は10人あるいは100人につき何人の段階から1000人につき何人の段階というふうにオーダーに違いがあります。もちろん有害度の小さなものもあります。それに対して、重篤な副作用については、どんなに発現頻度が低くても情報を得ておかなければなりません。

予想される比較的高頻度の副作用は、臨床試験期間にある程度十分に知られていますので、服用前に主治医から説明があるでしょう。軽視してはならないのは、副作用の発現には個人差があるということです。

あきらかに医師側の誤った態度のことで相談されることがあります。処方された薬を飲んでいままでなかった心配な現象が起きたので医師に訴えました。すると医師は「そういう症状は起こるはずがない」と頭から決めつけ、服薬者の現実の訴えに耳を貸そうとしない、さらに反論すると怒り出してしまう。このような医師の態度は、副作用の発現に個人差のあることからみて、あってはならないことです。

薬物療法の期間が長くなることも少なくありません。しばしば効果のあらわれにくい、あるいは副作用の出やすい難治の事例があるからです。また最初の症状がかなり改善しても、再発予防のため「維持療法」が推奨されているからでもあります。

うつ状態の回復過程はゆっくりであるだけでなく、気象変動という自然ストレスや労務面でのストレス、生活環境にひそむストレスなど、多くの要因の影響を受けやすいのです。維持的に薬物療法を続けることは、これらによる症状の変動（悪化）をできるだけ小さく抑えるという目的ももっています。定期的な血液検査で薬剤代謝臓器の状態をチェックしながら、必要なあいだは薬物療法をつづけることが必要だというふうに現段階では考えておくのがいいと思います。

また最近は、同系統の薬剤はなるべく一種類でおこなうべきだという、いわゆる「単剤治療」が推奨されています。病気と治療薬が一対一で対応しているような単純な場合にはうまくいくでしょう。しかし実際には色々な要因（病気とその重症度・性格・ストレス）が症状に関係してきますので、複合的な薬物療法が必要になることも少なくありません。主治医との意思疎通をよくして、説明と相談によって納得した上で薬剤の複合的使用がおこなわれたならば、それは治療効果を高めるために有効な方法だと思います

心療内科での薬物療法が目標とするのは、多くの場合、未解明の病気そのものではなく、病的状態を解消すること、その意味では「対症療法」なのです。それだけになおさらどんな症状があるのか、どのような経過をたどってきたのかをしっかりと把握して、薬剤選択をしてもらわなければなりません。

医師は、主たる症状は何か、その他にどんな症状が併存しているのかを問診しながら、病気に由来する症状と二次的に随伴している症状とを区別整理します。それによって状態の全体像を理解し、症状の構成を考えたうえで、どんな治療と薬が必要かを検討しているのです（33頁および149頁の図参照）。

さらにまた、うつ状態が急性期から慢性期へと時間が経過するにつれて、症状が変遷していくことが知られています。一例として図（図16）を引いておきます。

また闘病期間が長くなると、できない課題、未終了の仕事や義務が積み重なってきて、生活面でもいろいろな葛藤が現われてきます。病気のため仕事ができない、勉強ができないので、目指した資格が得られなかった、人生の予定が狂ったと、強い挫折感に苦しむ場合も少なくありません。

それらはうつ状態そのものの苦痛の上に、それぞれの立場にともなう問題が二重三重に重なっていく例です。本人も家族も、どこから手を着けていいかわからないという状況になることもあります。そこにこそ医療者の、第三者でありながら「関与しつつ症状分析する」目が必要になります。

家族からの相談で多いのは「どういう態度で接したらいいのか」という問いかけで

図16　うつ病がよくなっていく順番

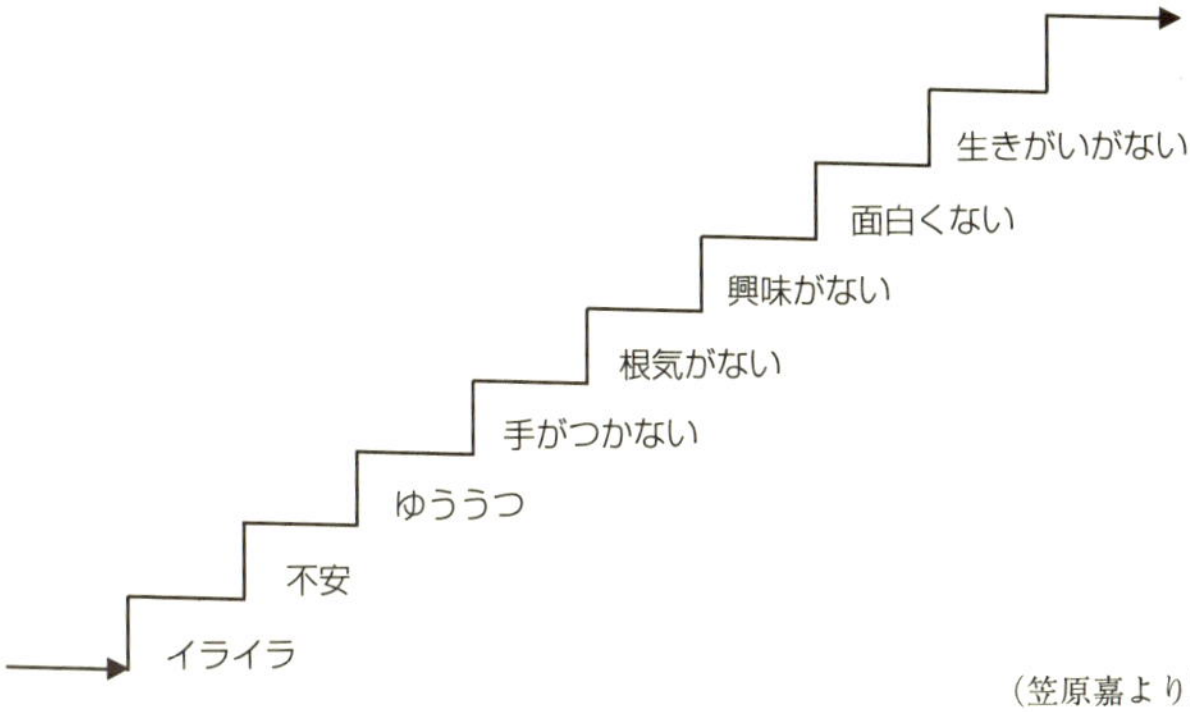

（笠原嘉より）

す。無理解は病んでいる人を非常に苦しめます。しかし病苦が目に見えにくい場合、理解することがむずかしいことも事実です。うつ状態は客観的データーで障害の強さを示すことができません。腫瘍マーカーの数値や画像診断での確定所見のようなものが説明に使えれば、病気として理解しやすくなるでしょう。残念ながらいまのところ、最近話題の光トポグラフィーも含めて、信頼でき普遍妥当性のある検査はまだ確立されていません。

いずれにしても、うつ状態のように「主観的」苦痛が主で、しかも症状が複雑で長引きやすい障害では、当然どう接したらいいのかという悩みがつきまとうものです。大切なことは、本人の訴えを共感的に、また想像力をはたらかせて受け止めること、そして治療にあたっては自分たちだけでなく医療関係者と一緒になって取り組んでいるのだという連帯意識をくり返し自覚することです。そういう意味で主治医を決め、信頼して相談できる関係を作ることは重要なことです。

一人でなにもかも引き受けようとすると、かならず無理がたたってきます。ゆるやかでもチーム体制の一員だという気持ちになれれば、役割分担が可能になります。長いうつ病の闘病記録やドキュメントが本やテレビ、映画などで紹介されていますが、印象的なことは、病気の本人も家族たちも、失敗の中に発見があったということです。

たとえば「程よい距離感」をもつことが大切だと言われ、わたし自身もよく言っています。しかし、それは失敗の経験を重ねて、それぞれが見つけていくしかないものなのです。家族の「愛情のある無関心」に助けられたと言っていた方がいました。愛情（心配や思いやり、ときには干渉）と無関心という矛盾したものを一つに統合できたのは、病気と共に歩いてきた家族相互の経験から、ある種の人生のコツが会得されたのだと思います。

最後に、はじめて「うつ病」「うつ状態」の診断を受けることになって、途方に暮れてしまったときの指針として、精神科医笠原嘉氏の提唱された「急性期のうつ病に対する『小精神療法』の7項目」が参考になると思いますので、若干変更して引いておきましょう。

①うつ病は単なる怠けではなく、病気であることを理解する。
②急性期にはできるだけ休息をとるようにする。
③薬物が治療上必要である理由の説明を受け、自己判断で服薬を中止しない。
④治療により症状は徐々に軽減していくが、完全によくなるまでにはかなりの時間がかかることが多い。
⑤治療により症状は一進一退に改善していくため、治療途中に悪化するようなことがあっても悲観しない。
⑥治療中は自殺などの自己破壊的行動をしないと約束する。
⑦治療中は退職や離職などの人生の重大な問題の決定はしないようにする。

第二章　復職のために

メンタル不調がバーンアウト段階からうつ状態の段階になると、治療的休養の必要な事例がでてきます。一時的にでも職場を離れて療養が必要になる場合は、バーンアウトの危機がせまったとき、仕事関係のストレス要因が治療の妨げとなっているとき、病状があまりに重くなってきたとき、外来での通院治療で目に見える改善がみられず勤怠状況がよくないときなどがあります。病状によっては復職可能になるまでに休養期間が数カ月以上を要することもあります。

厚労省はそのような事例が回復したとき、できるだけスムーズに職場に復帰できるために、事業者に復職へのプログラムを策定するよう求めています。ここでは病気休養せざるをえなくなった場合に備えて、休業の開始から復帰までの流れのモデルを理解しておきたいと思います。

メンタルヘルス対策における職場復帰支援の詳細を知るには、厚労省の中央労働災

図17　職場復帰支援の流れ

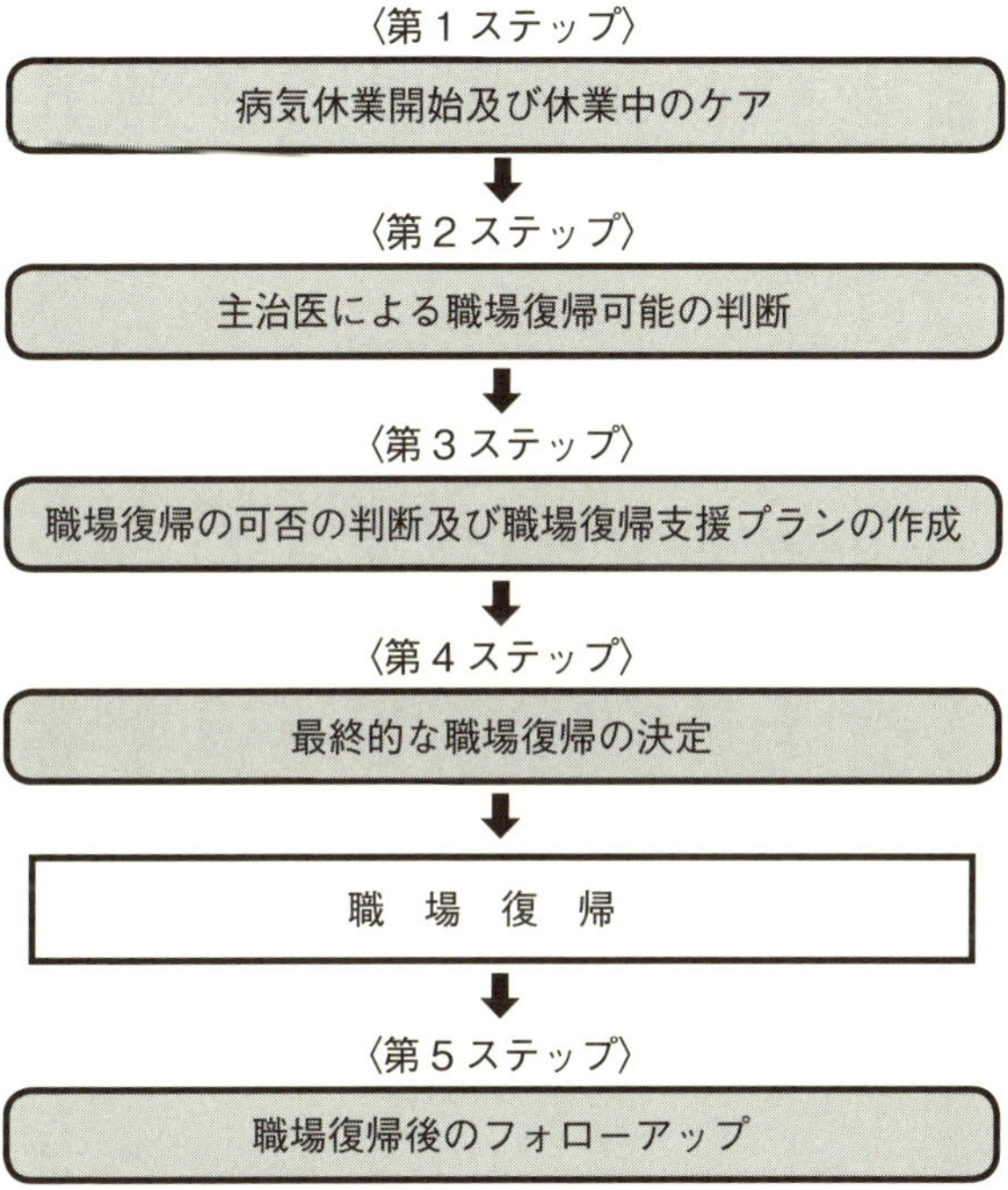

害防止協会から出された『心の健康問題により休業した労働者の職場復帰支援の手引き』（平成21年改訂）のガイドブックが便利です。インターネットで簡単に入手できます。非常に詳しく書かれていますが、ここでは必要な要点だけを摘出してみましょう。

図17のように休業開始から復職、その後のケアまでの流れが五つのステップにわけて説明されています。各ステップにはそれぞれに心得ておきたい事項があります。

第一ステップ　病気休業開始及び休業中のケア

主治医による診断書（病気休業診断書）を会社に提出します。安心して休養するために、この段階で下記の事項について会社から説明を受けておくといいでしょう。

・経済的保障のあり方を確認しておく。例えば、有給休暇の消化の仕方、有給あるいは無給の病気休業期間、病気欠勤から休職への移行、傷病手当金など。
・休業中に会社とどのような連絡関係を保つ必要があるか知っておく（連絡先・頻度・手段）。
・不安や悩みの相談がある場合に対応可能かどうか、相談先はどうしたらいいか等について情報をえておく。
・病気のために休業できる最長期間はどれくらいかを確認しておく。
・復職のとき会社にどのような支援制度があるかを知っておく（復職訓練、試し出社、時間短縮出社などの復職資源について）。

在宅療養が中心になるこの時期は、まず初期は疲れきった心身の回復をはかります。

服用している薬の効果が発現してくるにも一定の時間が必要です。はじめのうちは寝てばかりいるかも知れませんが、しだいに昼間起きていられるようになります。強い不安や焦燥感は比較的早くうすらぐものですが、気怠さや無気力感は残り、活力や意欲の回復も時間がかかります。外に関心が向くようになるのは回復の徴候です。

しかしいつまでも職場のことややり残してきた仕事のことが気にかかり、自責感が胸をさいなみ、安心して休めないタイプの人も少なくありません。休業に入ったらできるだけ気持ちを割り切って、会社のこと仕事のことは棚に上げましょう。迷惑をかけたと自分を責める傾向は、それ自体うつ状態の症状（罪責念慮）の一つであることもあり、薬を飲み休養に徹することがこの時期の仕事だと諦念してほしいと思います。

うつ症状が落ち着いてくる中間期は、生活リズムを整え、徐々に運動などの負荷をかけていくようにします。就寝起床のタイミングを仕事をしていたころの時間帯に近づけ、散歩などもはじめはひどく疲れるでしょうが、無理せずに少しづつ増やしていって下さい。活動負荷にどれくらい順応できるようになったかを見ることによって回復度を推し量ることができます。生活リズムが回復し、抑うつ症状がうすらぎ、ある程度活動量が増えてきたら、復職への日程を意識したリハビリ期間に入ります。

この期間はつぎのような方法があります。

・復職支援サービスの利用（公的と民間とある）

リワーク施設には行政系、医療系、民間（企業）系がありますので、インターネットで調べるといいでしょう。全国的には十分とはいえませんが、たとえば東京都であれば、独立行政法人に属する東京障害者職業センターが運営するリワークセンター東京が上野と立川にあります。そこでは本人と会社の人事部と主治医そしてセンターの担当コーディネーターが情報と方針を共有して復職訓練が進められます。また民間のリワーク資源も増えています。

グループミーティングやディスカッション、運動その他の活動、集団認知行動療法、専門家によるうつ病などストレス性メンタル不調の解説、休業にいたった経過のふり返りとグループでのプレゼンテーション、パソコンによる事務作業など、多彩なプログラムが準備され、三カ月コースが標準となっています。

・自主的におこなう方法

模擬出勤（勤務時間と同じ時間帯に出かけ軽作業や図書館での読書など）

通勤訓練（自宅から職場の近くまで通勤経路で移動。職場付近で一定時間過ごして帰宅。実際の出勤時刻に合わせ服装も整える。疲労の程度をみる）

第二ステップ　主治医による職場復帰可能の判断

主治医として復職指導をするときに、もちろん復職のための一定の訓練をしたうえで、わたしは復職のためにはつぎの三条件が満たされていることが前提になると説明します。①休業の事由となった病的状態が回復していること（Condition）、②復職しようという動機が回復していること（Motivation）、③職場から最低限要求される業務遂行能力が回復していること（Performance）の三つです。

これらがクリアされたら患者さんの職場復帰の意思に従って主治医として会社宛に「復職可能」の診断書を発行します。提出された主治医の診断書は、職場の人事部や産業医等によって精査されることになります。

第三ステップ　職場復帰の可否の判断及び職場復帰支援プランの作成

このステップは職場復帰を支援するために、職場側（産業保健スタッフなど）が最終決定の前段階として、休業中の労働者と連携しながらおこなう作業です。主治医から必要な情報を収集し、病状の回復状況、業務遂行能力、今後の就業に関する労働者の考え、場合によっては家族からも情報をえて、評価します。同時に、業務や職場との適合性、作業と環境の管理の状況などを評価し、職場側としてどのような支援可能性があるか検討します。

さらに治療過程で何か問題点はなかったか、本人の行動特性や家族の支援状況その他において復職を阻害するようなマイナス要因はないか等、プライバシーに十分配慮しつつふり返ることが要請されています。以上のような必要事項を評価した上で、スムーズな職場復帰への支援プランが作成されることになります。

- 職場復帰日
- 就業上必要な配慮
- 人事労務管理上の対応（配置転換や異動、勤務制度変更の可否など）
- 産業医の医学的意見（安全配慮義務、職場復帰支援への意見）
- フォローアップ（復帰後の見通しと対策）

・復帰準備として労働者自身がおこなっておくべき事項（復帰リハビリ等）

第四ステップ　最終的な職場復帰の決定

職場復帰の可否は、社内規定と手続きとに従って、個々のケースに応じながら総合的に判断されます。労働者の業務遂行能力が完全には回復していないことがふつうですので、職場が用意できる受け入れ制度や態勢を考慮して決めることになります。その場合クリアしていなければならない判断基準の例としては下記の項目があります。

・労働者が十分な意欲を示している。
・通勤時間帯に一人で安全に通勤ができる。
・決まった勤務日、時間に就労が継続して可能である。
・業務に必要な作業ができる。
・作業による疲労が翌日までに十分回復する。
・適切な睡眠覚醒リズムが整っている、昼間に眠気がない。
・業務遂行に必要な注意力、集中力が回復している。等々。

復帰直後は労働負荷を軽減し、段階的にもとに戻すという配慮がなされることが望ましいでしょう。

第五ステップ　職場復帰後のフォローアップ

うつ病のようなメンタル不調は、回復した後もかなり長期にわたって治療を続けなければならないことが多いこと、また種々の要因から状態が変動しやすく、再発、再燃のリスクが少なくないことを念頭におかなければなりません。長い療養の後に復帰したばかりの時期は、体力的にもすぐにもとのレベルには戻りません。順応に要する期間（数カ月から半年）をあらかじめ考慮しておく必要があるでしょう。この期間は、個々のケースの回復度に合わせて、メンタルヘルス対策として柔軟な配慮が求められます。留意すべき事項はつぎのようです。

・不調の再燃や再発、新しい問題の発生の有無を確認
・勤務状況および業務遂行能力の評価（突発的休業等の増加などのサインに注意）
・職場復帰支援プランの実施状況の確認（再調整の必要性はないか）

・治療状況の確認（治療の自己中断がおこりうる。労働者の同意のもと主治医との情報交換）
・職場環境等の改善（労働時間管理、人事労務管理、サポート体制、裁量度）
・管理監督者、同僚等への配慮（復帰者支援に関わるスタッフの側に過度な負担がないかどうか）

「心の健康づくり指針」（平成18年、本書85頁参照）が発表されて以来、復職支援システムの不備がしばしば指摘され、その整備促進のためにさまざまな提言が厚労省からなされてきました。筆者が産業医として関わっている職場でも、あるいはまた主治医として診療している患者さんの所属する職場でも、このような提言がしだいに浸透してきているという印象はあります。

しかしそれはあくまで一部の規模の大きな事業場のことであって、現状は、中小の事業場や特別に多忙な職場などでは、いまなおメンタル不調者の復職問題はきわめて厳しい条件下にある場合が少なくありません。それは高度に産業化された社会が解決しなければならない大きな問題であり続けています。

第三章　ストレスチェック制度

平成26年労働安全衛生法の改正が公布され、労働者50人以上の事業場に対して「ストレスチェック及び面接指導の実施」が義務づけられることになりました。その内容は、「常時使用する労働者に対して、医師、保健師等による心理的な負担の程度を把握するための検査（ストレスチェック）」を実施し「検査の結果、一定の要件に該当する労働者から申出があった場合、医師による面接指導を実施すること」です。これは平成28年度から実行されます。

今後この制度がどのように変遷するか予断はできませんが、事業者にとっても労働者にとっても関心をもつべきことだと思います。ここで実施が決定されたばかりのこのストレスチェックの内容について簡単に紹介します。

この制度の目的は「労働者のメンタルヘルス不調を未然に防止する一次予防」にあります。原則として事業場のすべての労働者が受検することが期待されています。そ

図18　ストレスチェック制度の概要

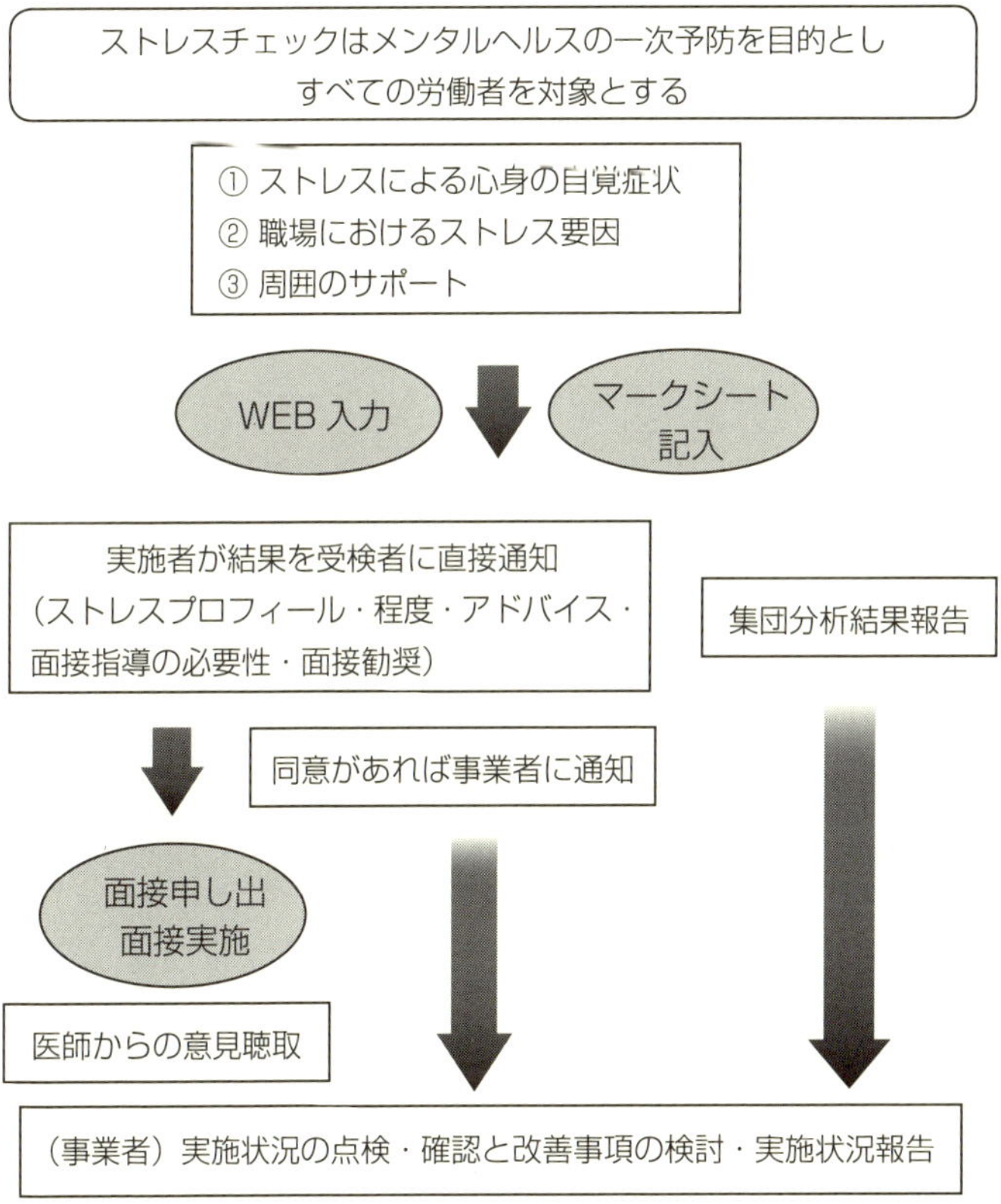

のため厚労省は57項目からなる「職業性ストレス簡易調査票」（174頁参照）をインターネット等を通じて公開し、データの分析のためのツールも自由に入手できるようにしました。ただし厚労省が求めている検査内容を満たしてさえいれば、独自の調査形式を工夫することでもよく、この調査票にしばられることはありません。

事業者はストレスチェック制度の実施規定を制定し、労働者に告知します。得られた結果は5年間の保管が義務づけられています。また面接指導実施後に、事業者はストレスチェックと面接指導の実施状況を労働基準監督署に報告します。

検査すべき内容はつぎの三つの項目から構成されています。

A　ストレスの要因（心理的負担の原因）に関する項目
B　心身のストレス反応（心身の自覚症状）に関する項目
C　周囲のサポートに関する項目

ストレスチェック制度は、各労働者が入力したデータをもとにした個人ごとの分析と集団の分析との二本柱からなります。

個人ごとの分析
一つの柱は労働者個人のストレス状況を見ることにあります。さきの三つのカテゴリーごとに評価点をだし、合計点の高い労働者をチェックします。つまり合計点数の高い人は高ストレス状態にある可能性が大きいわけです。特にカテゴリーＢの点数が高い場合は、すでにストレス性の障害が現われているとも考えられますので、優先的に評価しなければなりません。カテゴリーＡは主として業務からのストレス度、カテゴリーＣはラインや他のスタッフからの支援が期待できるかどうかの実感度を見ているものです。

これによって集計された結果とその評価は各個人に通知されます。これらは個人情報として守秘されており、本人の同意のないかぎり検査結果を知ることのできるのは、会社側ではあらかじめ任命してある実施者（医師、保健師など）と実施事務従事者（人事権のない人）だけです。

ストレスチェックでは、会社は制度を準備し説明と広報をおこないますが、それを利用する労働者個人は自分以外のだれにも知られることなく、受検から評価まで自分の情報を管理できるようになっています。会社には受検すべき労働者が受検したかどうかの有無だけ報告されます。

合計点数が高い（高ストレス者）と判定されたときは、医師による面接指導を受けるよう勧奨通知がなされます。会社の指定窓口に面接指導の申し出をおこなうと、所定の医師の面接を受けることができます。

面接担当の医師は勤務状況、心理的負担の状況、心身の状況を確認するために必要な労働状況や環境等についての情報を会社からもらい面接に臨みます。結果については、詳細な面接内容は本人以外知ることができませんが、就業にかかわる意見は医師から会社の産業保健スタッフや人事労務部門等へも伝えられます。

ストレスチェック制度が労働者にとって不利益な取り扱いにつながらないよういくつかの禁止事項が明示されていますので、不安を覚える方は厚労省が開示しているマニュアル（『改正労働安全衛生法に基づくストレスチェック制度について』）を確認されるといいでしょう。

集団の分析

ストレスチェック制度のもう一つの柱は集団ごとの分析です。ここで一定の集団というのは「職場環境を共有し、かつ業務内容について一定のまとまりをもった部、課などの集団」です。

集計分析結果からメンバーを特定できないようにするために、メンバーの同意なく結果の提供ができるのは集団の規模が10人以上の場合だけにかぎるとしてあります。10人以上の集団を対象に二つの視点から分析します。準備調査で得られた全国平均と集団ごとの平均を比較して、問題の有無を把握することができます。

一つは本書のIで説明したジョブデマンド・コントロール・モデル（70頁）の考え方にもとづいた分析です。仕事の量的負荷の程度と仕事のコントロール（自由裁量）の程度とがその集団全体としてどのような兼ね合いになっているか評価されます。負荷が大きすぎても、自由裁量度が小さすぎても、ストレス度の高い集団だということになります。

もう一つは同僚の支援と上司の支援についての満足度を見る視点です。個人についてではなく一定の集団についてサポート機能の実態を評価対象にしたことは、会社のストレス対策にとってきわめて有用だと思います。

事業者はこのような集団分析の結果にもとづいて適切な措置を講じることが要求されています。しかしその場合でもストレスチェックの結果だけでなく、四つのケア（85頁以下参照）で奨励されていたように、日常的に各部門から集まってくる情報も十分に考慮して、必要な措置を策定することが大切です。

国が推奨する 57 項目の質問票)

15. 物事に集中できない	1	2	3	4
16. 気分が晴れない	1	2	3	4
17. 仕事が手につかない	1	2	3	4
18. 悲しいと感じる	1	2	3	4
19. めまいがする	1	2	3	4
20. 体のふしぶしが痛む	1	2	3	4
21. 頭が重かったり頭痛がする	1	2	3	4
22. 首筋や肩がこる	1	2	3	4
23. 腰が痛い	1	2	3	4
24. 目が疲れる	1	2	3	4
25. 動悸や息切れがする	1	2	3	4
26. 胃腸の具合が悪い	1	2	3	4
27. 食欲がない	1	2	3	4
28. 便秘や下痢をする	1	2	3	4
29. よく眠れない	1	2	3	4

C　あなたの周りの方々についてうかがいます。最もあてはまるものに○を付けてください。

	非常に	かなり	多少	全くない
次の人たちはどのくらい気軽に話ができますか？				
1. 上司	1	2	3	4
2. 職場の同僚	1	2	3	4
3. 配偶者、家族、友人等	1	2	3	4
あなたが困った時、次の人たちはどのくらい頼りになりますか？				
4. 上司	1	2	3	4
5. 職場の同僚	1	2	3	4
6. 配偶者、家族、友人等	1	2	3	4
あなたの個人的な問題を相談したら、次の人たちはどのくらいきいてくれますか？				
7. 上司	1	2	3	4
8. 職場の同僚	1	2	3	4
9. 配偶者、家族、友人等	1	2	3	4

D　満足度について

	満足	まあ満足	やや不満足	不満足
1. 仕事に満足だ	1	2	3	4
2. 家庭生活に満足だ	1	2	3	4

※厚生労働省ストレスチェック指針（平成 27 年 4 月 13 日）より

職業性ストレス簡易調査票

A　あなたの仕事についてうかがいます。最もあてはまるものに○を付けてください。

	そうだ	まあそうだ	ややちがう	ちがう
1. 非常にたくさんの仕事をしなければならない	1	2	3	4
2. 時間内に仕事が処理しきれない	1	2	3	4
3. 一生懸命働かなければならない	1	2	3	4
4. かなり注意を集中する必要がある	1	2	3	4
5. 高度の知識や技術が必要なむずかしい仕事だ	1	2	3	4
6. 勤務時間中はいつも仕事のことを考えていなければならない	1	2	3	4
7. からだを大変よく使う仕事だ	1	2	3	4
8. 自分のペースで仕事ができる	1	2	3	4
9. 自分で仕事の順番・やり方を決めることができる	1	2	3	4
10. 職場の仕事の方針に自分の意見を反映できる	1	2	3	4
11. 自分の技能や知識を仕事で使うことが少ない	1	2	3	4
12. 私の部署内で意見のくい違いがある	1	2	3	4
13. 私の部署と他の部署とはうまが合わない	1	2	3	4
14. 私の職場の雰囲気は友好的である	1	2	3	4
15. 私の職場の作業環境（騒音、照明、温度、換気など）はよくない	1	2	3	4
16. 仕事の内容は自分にあっている	1	2	3	4
17. 働きがいのある仕事だ	1	2	3	4

B　最近 1 か月間のあなたの状態についてうかがいます。最もあてはまるものに○を付けてください。

	ほとんどなかった	ときどきあった	しばしばあった	ほとんどいつもあった
1. 活気がわいてくる	1	2	3	4
2. 元気がいっぱいだ	1	2	3	4
3. 生き生きする	1	2	3	4
4. 怒りを感じる	1	2	3	4
5. 内心腹立たしい	1	2	3	4
6. イライラしている	1	2	3	4
7. ひどく疲れた	1	2	3	4
8. へとへとだ	1	2	3	4
9. だるい	1	2	3	4
10. 気がはりつめている	1	2	3	4
11. 不安だ	1	2	3	4
12. 落着かない	1	2	3	4
13. ゆううつだ	1	2	3	4
14. 何をするのも面倒だ	1	2	3	4

ェック結果のイメージ

<評価結果（点数）について>

項目	評価点（合計）
ストレスの要因に関する項目	○○点
心身のストレス反応に関する項目	○○点
周囲のサポートに関する項目	○○点
合計	○○点

<あなたのストレスの程度について>

あなたはストレスが高い状態です（高ストレス者に該当します）。

セルフケアのためのアドバイス
・・・・・・・・・・・・・・・・・・・・・・・・・・・
・・・・・・・・・・・・・・・・・・・・・・・・・・・・
・・・・・・・・・・・・・・・・・・・・・・・・・・・・
・・・・・・・・・

<面接指導の要否について>

医師の面接指導を受けていただくことをおすすめします。
以下の申出窓口にご連絡下さい。
○○○○（メール：****@****　電話：****-****）
※面接指導を申出した場合は、ストレスチェック結果は会社側に提供されます。また、面接指導の結果、必要に応じて就業上の措置が講じられることになります。
※医師の面接指導ではなく、相談をご希望の方は、下記までご連絡下さい。
○○○○（メール：****@****　電話：****-****）

あなたのストレスプロフィール

ストレスの原因と
考えられる因子

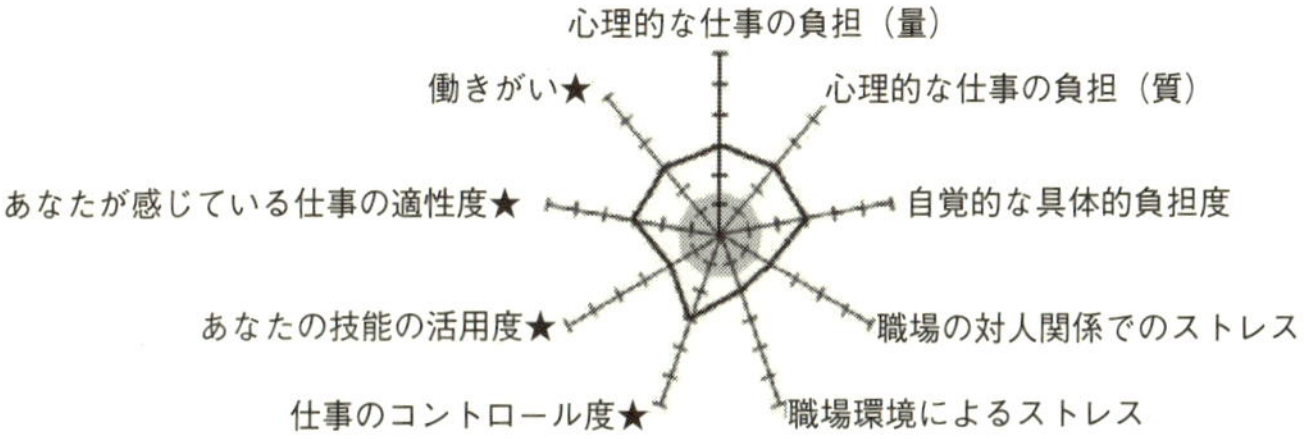

ストレスによって起こる
心身の反応

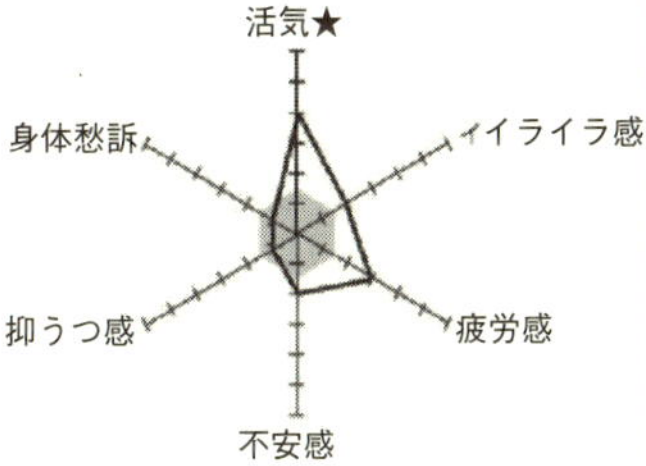

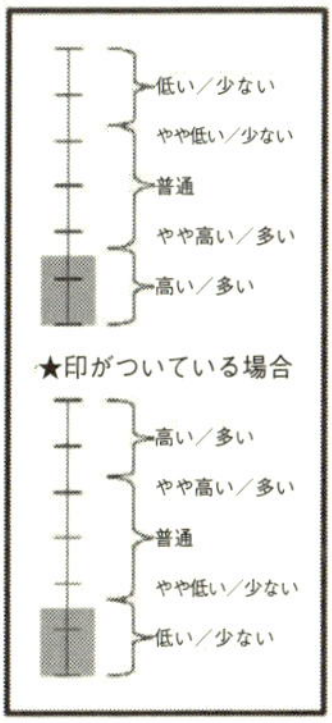

ストレス反応に影響を
与える他の因子

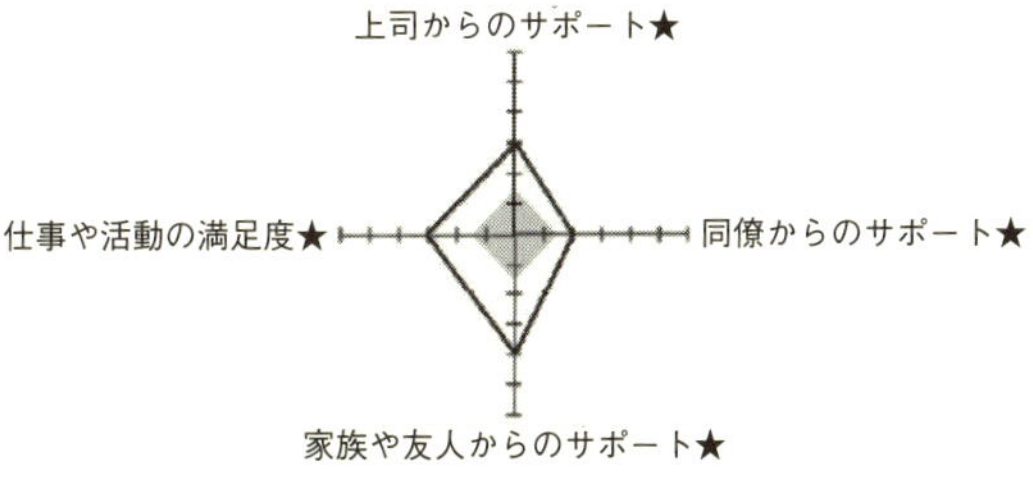

参考文献

林峻一郎『「ストレス」の肖像——環境と生命の対話』中公新書、1993年。

夏目誠他「ライフイベント法とストレス度測定」『公衆衛生研究』（42巻3号）国立公衆衛生院、1993年。

笠原嘉『軽症うつ病——「ゆううつ」の精神病理』講談社現代新書、1996年。

森本兼曩『ストレス危機の予防医学——ライフスタイルの視点から』NHKブックス、1997年。

星野仁彦『発達障害に気づかない大人たち』祥伝社新書、2010年。

杉山登志郎『発達障害のいま』講談社現代新書、2011年。

G・W・オルポート、豊沢登訳『人間の形成——人格心理学のための基礎的考察』理想社、1959年。

D・シュルツ、上田吉一他訳『健康な人格——人間の可能性と七つのモデル』川島書店、1982年。

R・S・ラザルス、林俊一郎編訳『ストレスとコーピング——ラザルス理論への招待』星和書店、1990年。

A・アントノフスキー、山崎喜比古・吉井清子監訳『健康の謎を解く——ストレス対処と健康保持のメカニズム』有信堂高文社、2001年。

B・マキューアン他、星恵子監修、桜内篤子訳『ストレスに負けない脳——心と体を癒すしくみを探る』早川書房、2004年。

L・クラーゲス、千谷七郎・平澤伸一・吉増克實訳『心情の敵対者としての精神』（第三巻第二部）うぶすな書院、2008年。

L・クラーゲス、平澤伸一・吉増克實訳『リズムの本質について』うぶすな書院、2011年。

Ｇ・グリーンバーグ、柴田裕之訳『「うつ」がこの世にある理由――作られた病の知られざる真実』河出書房新社、２０１１年。
Ｊ・バートレット「ダークネットの住人たち」『ニューズウイーク日本版』62、２０１５年9月1日。

メンタルヘルス関連サイト

「こころの耳――働く人のメンタルヘルス・ポータルサイト」（厚生労働省）
「うつ病リワーク研究会」のホームページ（うつ病休職者の復職支援を行う医療機関の集まり）
「働く者のメンタルヘルス相談室」（特定非営利活動法人　働く者のメンタルヘルス相談室公式サイト）
「メンタルヘルスとリワーク」（うつ病 リワーク推進協議会）

付録1

リズム現象としての睡眠

わたしたちのからだも、それをとり囲む自然も、すべて根源にはリズムの現象があります。リズムは山脈や海の波のかたちや砂漠の風紋となって現われ、木々の枝の分岐や葉脈、花弁のつき方や根のうねりに感じ取ることができます。動物や人間のからだの構造やかたちにもリズム的な現象が豊富に見られます。左右のシンメトリーは一種のリズムですし、血管や神経の走行となればまさに植物と同じようなリズムが支配しています。これらは空間的現象としてのリズムということができます。しかしリズム現象の最たるものは時間的に連続した現象に見ることができるのです。

呼吸や脈拍のリズム、空腹と満腹に代表されるような生理的欲求の周期的反復、女性の月経周期、直接知ることはむずかしい新陳代謝のリズムやホルモン分泌の日内変動のリズム等々。さらに個体生命の誕生から死まで中断することのない成長や成熟にもあきらかにリズム的な流れが認められますし、親から子へと世代交代する種によって決められている寿命の長さもまた世代間リズムと見ることができるでしょう。しかし今回とくに話題にしたいのは睡眠と覚醒のリズム、地球の自転周期に感応しておよそ24時間の周期で交代するリズムです。

みなさんは自分が眠っているあいだどのような生理的な変化が起こっているか知っているでしょうか。眠りにつく前はあんなにくよくよ悩んでいたのに、朝起きたときは悩みを忘れたかのように新鮮な気持ちになっていた。そういう経験はみなもっているものです。よく自己観察するとわかるように就寝前とまったく同一の気分で覚醒するということはありません。睡眠中に生理的状態が変わり、それとともにからだのコンディションにともなう心身の状態の感覚（身体的状態感ともいいます）が変わり、さらに気分が変わりそこから生まれる感情も変わります。熟睡して新鮮な気分が回復したら、やり残した課題にも前向きの感情でとり組めるように感じられるというように。

逆のこともあります。眠ったのか眠らなかったのかわからないような浅い夢見がちの眠りから覚めると、朝だというのにぐったりと疲れており、首や肩がパンパンにこっている。いやな一日がまたはじまると思う憂鬱な気分がまるでぐずついた低気圧のように居座っていることがあります。

睡眠の質と量がちがっているためにこのような極端に異なった結果が生じるのです。睡眠という「万能の回復薬」もときにうまく機能しないことがあるわけです。ではこのように自分のコントロールを超えた睡眠という重要な生理過程はいったいどのように働いているのでしょうか。それがリズム的現象であることを理解しましょう。

深部体温は体内環境のリズム的変動をしめす指標の一つです。それは眠気の体験と連動していることが分かります（図1）。一晩の睡眠を脳波の所見によって調べると図のような二つの質の異なる睡眠が交代で連なっている過程であることが分かります（図2）。この図に従って睡眠相のリズム的推移を解説してみましょう。

まず床について眠りに入る。この寝つきの時間を入眠潜時といいます。さて寝つくと眠りはしだいに深さを増してゆきます。このように睡眠の深さと表現していますが、それは脳波の形態変化から読み取られるのです。脳波（脳の電気的活動を波形として記録したもの）が発見される以前は眠っている人に刺激を与えて覚醒する程度によって睡眠の深さを観察しました。しかし脳波をみることでもっと精密に睡眠深度が測定できるようになりました。それは脳波の波形が速波成分の減少、徐波成分の増大という方向で変化してゆく程度から4段階に分け、これを徐波睡眠と呼びます。大脳皮質が眠る進化論的に新しい種類の睡眠と考えられています。

わたしたちはあたかも海の底へ潜るように眠りの国の深みへと沈んでゆくのです。しかし眠りの国の奥底に長く滞在し続けるわけではなく、しばらくするとまるで覚醒への浮力が働きだしたかのようにふたたびわたしたちは浮かび上がってゆくことになります。しかし睡眠の浅瀬（第一段階）まで浮上すると突如覚醒したかのように脳波上に速波が観察され始めます。それと同時に閉じられた瞼の下で眼球が動き出すのが分かります。これは急速眼球運動をともなう睡眠相（レム睡眠）と呼ばれます。眠っているにもかかわらずあたかも覚醒しているかのような脳波が観察されるため逆説睡眠といったりもします。睡眠の相が革命的に交代するのです。

図1　気温と体温のサーカディアンリズム

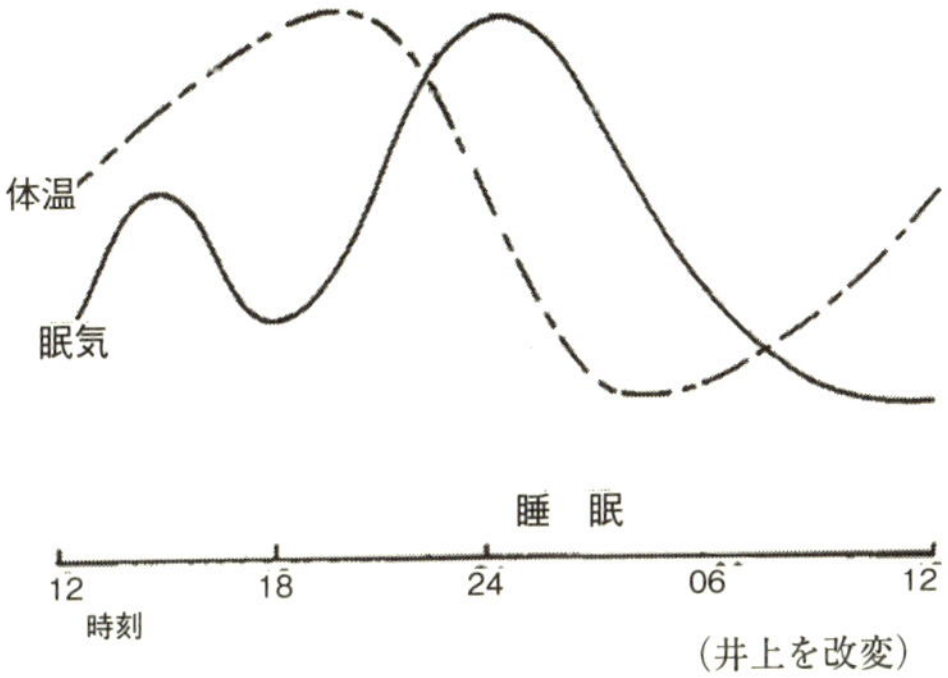

（井上を改変）

図2　健常者の睡眠経過図

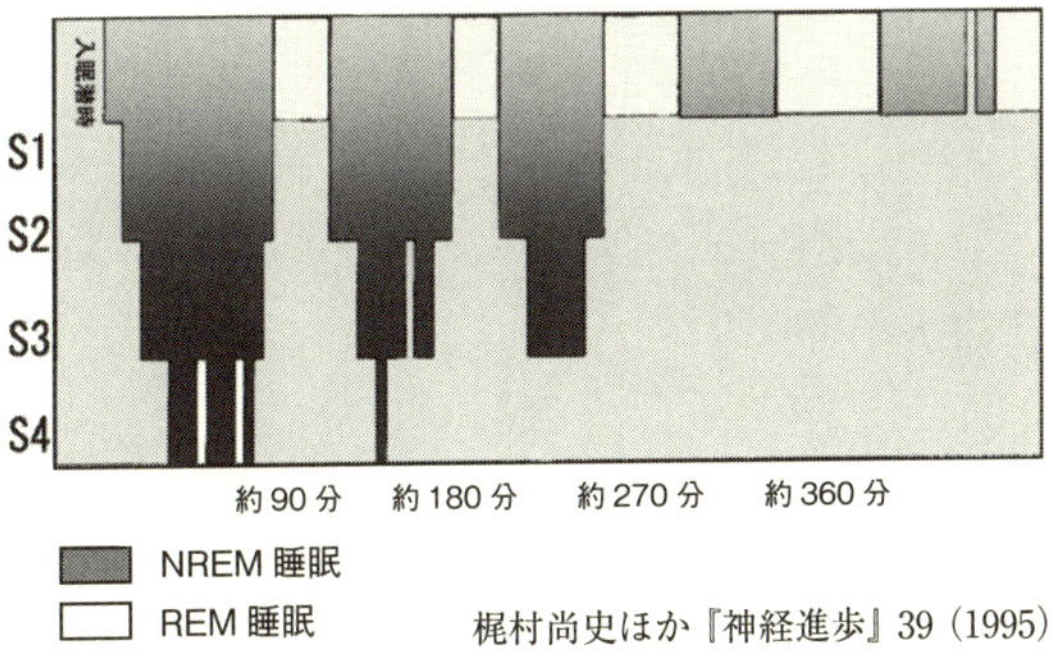

梶村尚史ほか『神経進歩』39（1995）

この相の眠りは大脳皮質以前の脳による進化論的に古い睡眠と見られています。随意筋が弛緩しているため身体の休息が図られるとも考えられます。さらに重要なことは覚醒脳波から睡眠時の夢見と深く関係した眠りではないかと推測されていることです。夢の機能とともに謎に満ちた眠りということができます。

このように徐波睡眠相とレム睡眠相とを一組にした睡眠単位がおよそ90分の長さです。一夜にこの単位が5ないし6回反復されます。そしてそれぞれにおいて睡眠相の内容が変化してゆきます。徐波睡眠相では回数を重ねるにつれて睡眠の国の奥底にまで沈み込むことがむずかしくなり、浅いレベルの睡眠が目立ってきます。またレム睡眠相は朝に近づくにつれて長さを増して行き、最後は覚醒への橋渡しとなってゆくのです。

夜眠ったあと一度も目覚めることなく、またいやな夢にうなされることもなく、ここちよい朝を迎えたとき、「よく眠ったな」という充足感をおぼえます。まるで新しく活力を注入されたように元気が回復します。その眠りは一瞬のようでもあり無窮のようでもあって、覚醒した意識からは謎のように思われる時間が過ぎているのです。夜な夜なあたりまえのようにくり返される睡眠ですが、不思議といえばきわめて不思議な生命の現象の一つではないでしょうか。

さて生命現象をつらぬいている生体リズム（体内時計）には、その周期から見ると3種類のものが分類されます。地球の自転の周期と同じ周期の生体リズムつまり24時間周期のリズムが中心にあります。これをサーカディアン・リズム（概日リズム）と呼びます。24時間を超える周期、たとえば一週間周期とか一カ月周期とか一年周期などの生体リズムはインフラディアン・リズムと呼ばれます。代表的なものは女性の月経周期がそうであるように月の公転の周期に同調したリズムです。月のリズム的力は海の満ち潮引き潮のリズムとして生物界に大きな影響をおよぼしています。あるいは季節ごとに体調や気分が揺れる現象がひろく認められますが、自然界の植生の変遷とともにわたしたちの生命的コンディションもリズム的に変化し続けます。また生命体の寿命なども、個体から見れば一回限りの周期ですが類から見れば生殖によって世代から世代へとつながる大きなリズムです。やはりインフラディアン・リズムの一つだと言えます。

そして24時間よりも短い周期の生体リズムはウルトラディアン・リズムと呼ばれます。心臓の拍動がやはりこの短周期リズムの代表でしょう。心臓が一個体の一生のあいだに拍動する回数には上限があって、ゾウのようにゆっくり拍動する大きな動物は長寿でネズミのようにあわただしく拍動する小さな動物は短命であるとされています。つまり一生というインフラディアン・リズムと心拍動のウルトラディアン・リズムとがあい呼び合っているとも言えるわけです。

ところでウルトラディアン・リズムに90分周期のものがあります。さきほどノンレム睡眠とレム睡眠の一セットが大体90分であることに注目しました。そうすると、夜の睡眠は全体としてはサーカディアン・リズムにしたがっていますが、個々のノンレム‐レム睡眠単位はじつはウルトラディアン・リズムにしたがっていると言えるわけです。

この90分周期のウルトラディアン・リズムは進化論から見て重要な意味をもっているとされています。つまり魚類や両生類や爬虫類などまだ大脳皮質が発達していない段階の生物では睡眠現象と休息現象がくっきりと分化していなかったのです。つまりせいぜいレム睡眠類似のいわゆる筋肉の睡眠あるいは筋肉の休息（弛緩）が90分周期で見られたようです。しかし哺乳類にいたって、特に人間にいたって大脳皮質の新皮質が大いに発達するとともに、わたしたちが夜ごとに眠っているような睡眠が分化し完成することになります。しかしそれをつらぬいて90分周期の原始的生命リズムはなおも脈打ちつづけている。そしてこのリズムは夜間のみならず昼間のあいだもはたらいていることが時間生理学的に分かってきました。

よくよく自分の状態を観察すると、もしかして昼間の疲労度や眠気に潮の満ち干のような90分のリズムが感知されるかもしれません。日中のさまざまな作業が90分前後を一単位として設定されていることは、このような生命のリズムを掬い上げた人間の知恵であると思います。

生体リズムは、生命体が誕生する以前の地球という惑星にはたらくさまざまなリズム的力が交響する中で、しだいに生体リズムとなって個々の生命体をつらぬき、この生命体を宇宙に織り込む根元的力として働きつづけているように思われます。睡眠だけでなく、休息も、リラクゼーションも、そして週末の休暇も、季節ごとのお祭りや作業も、生命のリズムに耳傾けながらいとなまれるものになるとき、その力がもっとも大きくはたらくのではないかと想像されます。人為的時間の生み出す病理は生命的時間の中でこそ癒されるのではないでしょうか。

付録2

認知行動療法の栞《しおり》

認知行動療法（Cognitive Behavior Therapy 以下CBT）とは、1970年代頃から、アメリカの精神科医ベックが開発した認知療法に、従来の行動療法の技法を取り込み発展してきた心理療法の総称です。クライエントの抱える問題に、認知と行動の両面から働きかけることによって、セルフコントロール力を高める方法として、活用されています。

CBTでは、図1のように、「認知」、「気分」、「行動」、「身体の状態」の相互作用と、その人を取り巻く「環境（出来事や状況）」との相互作用に注目します。そして、認知面と行動面へ、それぞれアプローチすることで治療を進めます。

1　認知面へのアプローチ

認知とは、現実に起きている出来事の捉え方やものの見方のことをいいます。そして、認知の中でも、何か出来事があったときに、瞬間的に私たちの頭に浮かぶ考えやイメージのことを、「自動思考」と呼びます。自動思考は、189頁で紹介するような認知の偏りに影響されていま

図１　認知行動療法の基本モデル

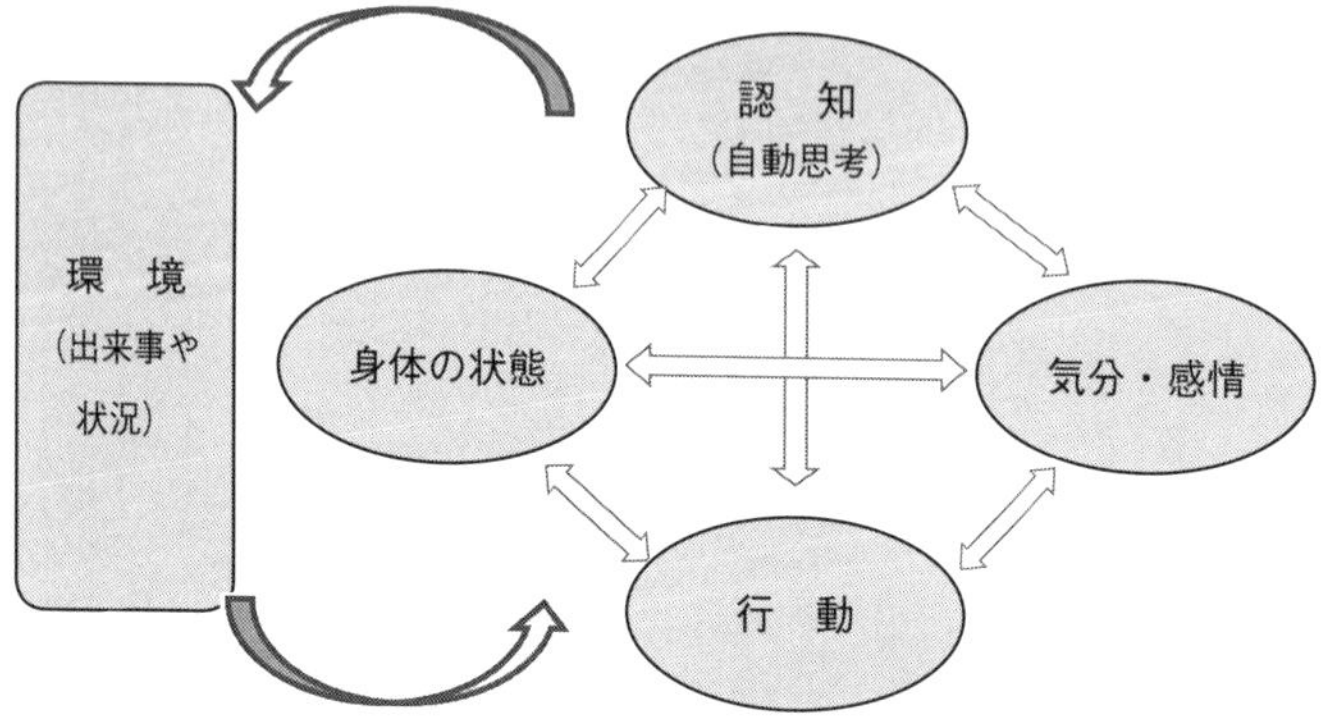

伊藤絵美（2008）をもとに作成

す。認知（自動思考）は、気分や行動、身体の状態などと影響し合っているので、認知が歪むとそれが悪い循環となって作用し、場合によってはうつ的になることもあります。認知の偏りによって起こった悪循環を、認知のバランスを取ることによって断ち切ろうとするのがCBTにおける認知面へのアプローチ（認知再構成法）です。

・ソクラテス的質問

CBTでは、セラピストがクライエントに質問を発することが、技法の一つとされています。ソクラテス的質問とは、古代ギリシャの哲学者ソクラテスが、人々との対話で用いた質問の仕方です。

「そのように考える根拠は？」

「悪いところに目が向いており、良いところを無視していないでしょうか？」

など、思考を活性化するような質問を投げかけます。

このような質問は、クライエントの不適切な自動思考が

認知の偏りの例

1）**感情的きめつけ**：証拠もないのにネガティブな結論を引き出しやすいこと。例：取引先から1日連絡がない→「嫌われた」と思いこむ。
2）**選択的注目（こころの色眼鏡）**：良いこともたくさん起こっているのに、ささいなネガティブなことに注意が向く。
3）**過度の一般化**：わずかな出来事から広範囲のことを結論づけてしまう。
4）**拡大解釈と過小評価**：自分がしてしまった失敗など、都合の悪いことは大きく、反対に良くできていることは小さく考える。
5）**自己非難（個人化）**：本来自分に関係のない出来事まで自分のせいと考えたり、原因を必要以上に自分に関連づけたりして、自分を責める。
6）**"0か100か"思考（完璧主義）**：白黒つけないと気がすまない、非効率なまでに完璧を求める。例：取引は成立したのに、期待の値段ではなかった、と自分を責める。
7）**自分で実現してしまう予言**：否定的な予測をして行動を制限し、その結果失敗する。そうして、否定的な予測をますます信じ込むという悪循環。

明確になることに役立ちます。そして、クライエントの認知の偏りを問い直し、それに代わる適切な思考をクライエント自身が考えられるよう援助します。

・コラム法

認知再構成法の代表的な手法として、コラム法があります。コラム法とは、面接の中で話題にしたい出来事（不快な気分になった出来事を中心に）があったときに、190頁の表1のような枠組み（コラム）を使って、考えを整理していくものです。

この自動思考と関わりが深い考え方の偏りの例をあげておきます。これらを参照しながら、表1の例はど

表1　コラム法の例

最近、気持ちが動揺した状況・つらくなった出来事とは？	慣れない仕事を任せられてわからないことが出てきた。しかし、周りの人は忙しそうにしているので、そのままにしてしまった。
そのときの気分は？	無力感（90）、みじめ（70） ※（　）内は気分の強さ
そのとき頭に浮かんだ考え・イメージ(自動思考)は？	・どうして積極的になれないんだろう？こんな消極的では、仕事が先に進まない。 ・仕事でも人間関係でも、引っ込み思案でうまくできない自分は、ダメな人間だ。
自動思考の根拠は？	・仕事の内容がよくわかっていない。 ・実際に仕事が停滞している。 ・人に話しかけるときは、いつも緊張する。
自動思考への反証は？	・慣れない仕事には誰もが戸惑うものだし、少し慣れてきた部分もある。 ・周りの人も、時間があるときは教えてくれる。 ・ためらっていても、最終的には必要なことは言えていると思う。
自動思考に代わるバランスの良い考え・イメージは？	今回は、緊張していたこともあって、つい聞きそびれてしまったが、少しずつ進めている。周りも、余裕があるときは教えてくれる。自分は、最終的には必要なことは言えているし、ダメな人間というのは、考えすぎだったかもしれない。
今の気分は？	無力感（30）、みじめ（20）

のような偏りに当てはまるか考えてみて下さい。

コラム法では、表1のようなコラムに、上から順に取り組みます。左側のコラムに書かれた問いに答えるように、右側のコラムに記入します。その際、セラピストからのソクラテス的質問に回答したり、自問したりすることを通して、出来事とそのときの気分や自動思考が整理されていきます。そして、自動思考によって影響されていた気分を改善し、自動思考の変容を促します。

2　行動面へのアプローチ

次に、行動面へのアプローチについて例をあげましょう。

・**問題解決法**

コラム法では、考え方を柔軟で現実的なものに変えていく練習をしました。行動面へのアプローチとしての問題解決法では、悩みのきっかけとなる問題を上手に解決していくコツを学びます。この方法のポイントは、ブレインストーミングです。ブレインストーミング（Brainstorming session）とはアメリカのオズボーンが開発した集団的思考の技術です。自由な雰囲気で他を批判せずにアイディアを出し合い、一つの問題についてあらゆる角度から討論し、最終的に課題をよりよく解決しようとする方法です。企業で企画会議の際に採用されることも多い方法です。これにより解決したい問題が明確になるよう、できるだけ頭を自由にして、思いつくままに解決策を考えていきます。

・アクションプラン

具体的な解決策が明確になったところで、手当たり次第ではなく、プランを立てて現実的で具体的な行動に移ります。ここでのポイントは、事前に、実際に行動する場面を想像し、心配事の対処法を考えておくことです。

そして、実際にプラン（Plan）にそって行動（Do）し、その結果をセラピストとともにふり返り（Check）ます。そして新たな対処方法を試し（Act）ます。いわゆるＰＤＣＡサイクル（業務を継続的に改善していく考え方の一つ）でアクションを考えていくのです、たとえ、問題が解決されない場合でも、何が問題かを明確にできたことに大きな意義があります。また、問題からもたらされる苦痛を小さくすることや、問題を抱えたときにその苦痛を和らげる方法を検討したりもします。

問題解決法とアクションプランは、くり返し練習することが大切です。

・アサーション・トレーニング

コミュニケーションの課題に対し、具体的に行動する方法として、アサーション・トレーニングが挙げられます。

私たちの人間関係の持ち方には、三つのタイプがあると言われています。一つ目は、他者を優先して自分のことを後回しにする〝非主張的タイプ〟、二つ目は、自分のことだけを考えて他者を踏みにじる〝攻撃的タイプ〟、そして、三つ目は、自分も大切にし、他者にも配慮するタイプです。アサーションとは、この三つ目のタイプのことを言います。

私たちの多くは、ある人の前では自分の意見が言えるのに他の人には言えないとか、状況によって言えるときと言えないときがあるとか、その人なりに身に着けてきた自己表現のパターンがあります。そして、そのパターンにも、認知の偏りが影響を与えています。

認知の偏りと誤った自動思考に気づいたなら、それを活かして、どのような状況や相手だとアサーティブでいられるのか等、自分の得手不得手を知り、今度は自己表現の仕方を変化させましょう。そのような、コミュニケーションの練習をおこなうのが、アサーション・トレーニングです。

その他、CBTでは、リラクセーション法や、わざと不安をともなう状況に身を置くことでその不安に耐えられるようにする曝露法（エクスポージャー）など、クライエントの問題に合わせて、さまざまな技法を組み合わせておこないます。

そして、面接中だけでなく、毎回次の面接までのあいだに宿題が出されるのも、CBTの特徴の一つです。クライエントは、面接の中で学んだことを日常生活の中で実践し、そこで気づいた課題点などをセラピストと検討する過程を通して、徐々に認知を変化させていくとともに、セルフコントロール力をつけていくのです。

なお最近の比較研究によると、CBTはセラピストと面接しながらおこなうことで有効性が増すことが報告されています。

引用参考文献

大野裕『こころが晴れるノート』創元社、2003年。

B・カーウェン他、下山晴彦監訳『認知行動療法入門——短期療法の観点から』金剛出版、2004年。

秋山剛・大野裕監修、岡田佳詠・田島美幸・中村聡美『さあ！　はじめよう　うつ病の集団認知行動療法』医学映像教育センター、2008年。

伊藤絵美『事例で学ぶ認知行動療法』誠信書房、2008年。

神村栄一「認知行動療法における工夫」乾吉佑・宮田敬一編『心理療法がうまくいくための工夫』金剛出版、2009年、84〜99頁。

平木典子『改訂版アサーション・トレーニング——さわやかな〈自己表現〉のために』日精研、2009年。

日本うつ病治療学会『治療ガイドラインⅡ　大うつ病性障害』(ver.1.1)、2013年。


(文責：齊藤圭・古田雅明　メンタルヘルス半蔵門・臨床心理士)

あとがき

本書は筆者が職場のストレス問題に産業医として長年とり組んできた過程で生まれました。平成20年に現在の麹町にクリニックを開いてからは、近隣の事業場に勤務する人々が多く受診されるようになり、この問題にさらに生々しく触れる日々となりました。クリニックを訪ね受診される方々の多くが、はじめて自分が陥ったその苦しい状況をどう考え、何をどうしたらいいのかわからず、途方に暮れていることが手に取るように感じられました。世間にストレスに関する書籍やパンフレットの類はいろいろそろっているのですが、いざというときに役立つ手ごろなガイドブックはなかなか手に入らないようです。

そのような現状を身にしみて感じ、心身をおかし日常の営みを危うくするストレスの苦しみ、まさにこのさまざまな顔をもつ現代の病理に立ち向かうために、これまでの診療経験をふり返り、役に立つ実践的な解説と手引きの小冊子を著そうと思い立ちました。

平成24年にブックレット『メンタルヘルスの常識』としてクリニック内で販売したところ、幸い患者さんから好評をえることができました。このたび在庫が尽きたので再版を考えましたが、気になる修正点もいくつかありましたので、治療へのアドバイスその他を加筆し、また今年から始まるストレスチェック制度普及への一助ともなるようにと、大幅に増補して装いを新しくしたのが本書です。

ストレス問題は職場だけでなく、さまざまな場所でおきるものです。本書で述べたことは、職場以外のさまざまな場所、学校や家庭、公私にわたる各種のグループにおいて、ストレス問題に悩んでいる方々にとっても十分に参考になる内容になっていると思います。説明がやや専門的になっている部分もありますが、そこは読み飛ばしても問題はありません。必要な項目だけを選んで読んでいただければと思います。

さて、それにしても、ストレス問題を考えているとどうしても現代という時代の特殊性に想到せざるをえません。その特徴は「多忙」ということに尽きるような気がします。テクノロジーは人間を助け、マーケットは世界に豊かさを行き渡らせ、サイエンスは認識を高めてくれるということで、大いに推進されています。しかし物事には反面があるということなのでしょうか。

その成果を見ると、われわれは欠乏の苦しみからの解放とひき替えに、ゆったりとした充足の時間を手放してしまったかのようです。むしろわれわれは、テクノロジーによって時間が足りなくなり、マーケットによって富の格差と不満足感が増し、サイエンスによってますます専門知識の門外漢にさせられています。しかもいたるところ人々が多忙をきわめているような社会は、やはりストレス社会とみなさざるをえません。そこで本書では現代を生きる人間は、個人としても、集団としても、ストレス・トレランスを高める工夫をしなければならないと説いています。

しかし、それはただ耐えることではありません。忙中閑ありといいますが、この閑を最大限活かす生き方を考えましょうということです。元禄俳人の其角の句に

こよひ満《み》り棹のふとんにのる烏《からす》

（満ち潮時に水かさを増している川辺の夕まぐれ。岸から少し離れて長い棹が一本流水をものともせずに突き出ている。その棹の細く尖った先端に止まった一羽の鴉。まるで座布団にでも座っているかのように安穏としている）

わたしはこの句が何ともいえず好きで、ときどき思い出します。そしてストレス社会の濁流に、一本の棹を突き立て、この句の鳥のように安穏と遠くを見つめる棹の座布団をもつことができないものだろうかと思いを巡らしています。

最後になりましたが、本書が成るにあたりクリニックの同僚戸田麻里医師には原稿を読み、多くの朱を入れてもらったことを感謝します。また臨床心理士の皆さん、特に古田雅明、齊籐圭両氏には認知行動療法についての解説文を書いていただき謝意を表します。そして本書出版を応援して下さった哲学堂出版社主板垣悟氏に心から御礼申し上げます。

平成28年4月8日

著　者

平澤伸一（ひらさわしんいち）

1947年新潟県（現長岡市）生まれ。

一橋大学経済学部、千葉大学医学部卒業。

東京女子医科大学神経精神科助教授、東京厚生年金病院神経科部長を経て、現在、半蔵門心療クリニック。

精神医学専攻　医学博士。

豊富な臨床経験を持ち、産業医として企業や学校のメンタルヘルスの相談にも応じている。

［主な著書］

神経症・躁うつ症・統合失調症などの臨床精神病理学、人間学的基礎に関する諸論文。

共訳書に生の哲学者L.クラーゲスの『心情の敵対者としての精神』『意識の本質について』『リズムの本質について』『精神と生命』『ニーチェの心理学的業績』（以上、うぶすな書院）がある。

［装丁］　清水　肇（prigraphics）

ストレスの人間学
――メンタルヘルスとストレス――

2016年5月31日　初版第1刷発行

著　者　　平澤伸一
発行者　　板垣　悟

発行所　　株式会社 哲学堂出版
〒330-0834　さいたま市大宮区天沼町2－931－1
電話 048（627）7851　FAX 048（688）1195
振替　00150-4-386995

印刷／製本　シナノ書籍印刷株式会社

 ISBN978-4-906979-02-8
定価はカバーに表示してあります。